消化道 X 线造影检查的实操和读片要点

日本《胃与肠》编委会　编著

《胃与肠》翻译委员会　译

U0388096

辽宁科学技术出版社

·沈阳·

Authorized translation from the Japanese Journal, entitled
胃と腸　第54巻 第9号
消化管X線造影検査のすべて—撮影手技の実際と読影のポイント
ISSN：0536-2180
編集：「胃と腸」編集委員会
協力：早期胃癌研究会
Published by Igaku-Shoin LTD., Tokyo Copyright © 2019

All Rights Reserved. No part of this journal may be reproduced or transmitted in any form or by any means, electronic or mechanical, including photocopying, recording or by any information storage retrieval system, without permission from IGAKU-SHOIN LTD.

Simplified Chinese Characters published by Liaoning Science and Technology Publishing House, Copyright © 2023.

© 2023辽宁科学技术出版社
著作权合同登记号：第06-2019-57号。

版权所有·翻印必究

图书在版编目（CIP）数据

消化道X线造影检查的实操和读片要点/日本《胃与肠》编委会编著；《胃与肠》翻译委员会译. —沈阳：辽宁科学技术出版社，2023.11

ISBN 978-7-5591-3186-7

Ⅰ.①消…　Ⅱ.①日…　②胃…　Ⅲ.①消化系统疾病—息肉—内窥镜检②消化系统疾病—息肉—病理学　Ⅳ.①R570.4② R570.2

中国国家版本馆CIP数据核字（2023）第045928号

出版发行：辽宁科学技术出版社
　　　　　（地址：沈阳市和平区十一纬路25号　邮编：110003）
印　刷　者：辽宁新华印务有限公司
经　销　者：各地新华书店
幅面尺寸：182 mm×257 mm
印　　张：8.25
字　　数：185千字
出版时间：2023 年 11 月第 1 版
印刷时间：2023 年 11 月第 1 次印刷
责任编辑：卢山秀
封面设计：袁　舒
版式设计：袁　舒
责任校对：黄跃成

书　　号：ISBN 978-7-5591-3186-7
定　　价：98.00元

编辑电话：024-23284363
E-mail：lkbjlsx@163.com　　　《胃与肠》官方微信：15640547725
邮购热线：024-23284502

《胃与肠》编委会 (按五十音图排序)

主编 松本 主之

编者

味冈 洋一	新井 富生	入口 阳介	江崎 干宏	小泽 俊文	小田 丈二
小野 裕之	小山 恒男	海崎 泰治	九嶋 亮治	藏原 晃一	小林 广幸
齐藤 裕辅	清水 诚治	菅井 有	竹内 学	田中 信治	长南 明道
长浜 隆司	二村 聪	平泽 大	松田 圭二	八尾 建史	八尾 隆史
山野 泰穗					

专家委员会

主任委员

吕 宾 浙江中医药大学附属第一医院消化内科

委员（按姓氏笔画排序）

丁士刚 北京大学第三医院

王邦茂 天津医科大学总医院消化内科

王良静 浙江大学医学院附属第二医院内科

左秀丽 山东大学齐鲁医院

包海标 浙江中医药大学附属第一医院

杜奕奇 海军军医大学附属长海医院

李景南 北京协和医院消化内科

邹多武 上海交通大学医学院附属瑞金医院

沈锡中 复旦大学附属中山医院

张开光 中国科学技术大学附属第一医院

张国新 江苏省人民医院

陈卫昌 苏州大学附属第一医院

陈胜良 上海仁济医院消化内科

孟立娜 浙江中医药大学附属第一医院消化内科

侯晓华 华中科技大学同济医学院附属协和医院消化内科

祝 荫 南昌大学附属第一医院

黄智铭 温州医科大学附属第一医院

程向东 浙江省肿瘤医院

戴 宁 浙江大学医学院附属邵逸夫医院消化内科

审校委员会（按姓氏笔画排序）

艾新波 暨南大学附属珠海医院消化内科

冯 卓 美华沃德医疗集团消化内镜中心

刘国伟 皓峻医疗

孙 琦 南京大学医学院附属鼓楼医院病理科

张惠晶 中国医科大学附属第一医院内镜科

张 黎 同济大学附属东方医院病理科

陈 晔 同济大学附属同济医院消化内科

胡 晓 四川省人民医院消化内科

钟文其 南京大学医学院附属鼓楼医院消化内科

徐勤伟 同济大学附属东方医院内镜中心

翻译委员会（按姓氏笔画排序）

于笑洋 大连市第五人民医院

李 佳 大连港医院

张 刚 大连港医院

赵 晶 浙江中医药大学附属第一医院

祝 妍 中国医科大学药学院

徐 才 大连市第五人民医院

目　录

消化道 X 线造影检查总论

齐藤 裕辅[1]

关键词　X 线造影检查　内镜检查　活检诊断

[1] 市立旭川病院消化器病センター　〒070-8610 旭川市金星町 1 丁目 1-65
E-mail : y_saito@city.asahikawa.hokkaido.jp

简介

近年来由于内镜、CT/MRI 的进步，X 线造影检查在消化道疾病诊断中的作用越发地减弱，施行的机会也在减少。以前在无症状的集体体检人群中即使使用细径内镜也会有较大侵害，因此在集检人群中，希望进行内镜检查的患者比例只有 34% 左右。但是，随着近年来内镜更加细径化、经鼻内镜的普及等，在筛查中内镜检查逐渐成为主角，X 线造影检查目前主要是作为通过内镜检查、筛查以及诊断出来的病例的精密检查和术前检查的一环来施行的。

不进行消化道的X线造影检查的理由

不进行消化道的 X 线造影检查的理由，除了无法进行活检和止血、息肉切除术、内镜下黏膜切除术（endoscopic mucosal resection，EMR）/内镜下黏膜剥离术（endoscopic submucosal dissection，ESD）等治疗这些关键性的缺点外，还有以下几个问题。

①与内镜影像相比，想要能够拍摄出良好的 X 线造影图像需要较长的技术学习曲线。

②辐射不可避免。精密检查、小肠 X 线造影时的检查者、被检者都存在长时间被辐射的问题。

③虽然也取决于检查的精度，但是与内镜检查相比，发现细微病变和色调的变化而几乎没有高低差的病变是很困难的。另外，对血管性病变的诊断也是很困难的。

④在消化道自身方面也有以下的 3 个问题点。

A. 管腔直径急剧发生变化的部位（食管入口部和腹部食管、胃的贲门部、幽门部、回盲部、直肠下段等），在 X 线检查中很难发现通过内镜检查比较容易捕捉的病变。

B. 器官形态的不同导致发现病变难度增加。瀑状胃，就难以发现病变。前壁病变的显示一般也困难，特别是近年来由于日本人的体格的增长使其变得更加困难。另外，胃体上部前壁到胃底穹隆部的病变很难发现。并且小弯、大弯侧的病变通过正位像较难发现，大多只能通过切线位、侧位像才能发现。

C. 小肠造影不仅检查本身在技术上很难，而且有时由于蠕动不良导致花很长时间也无法成像至回肠末端。

⑤灌肠 X 线造影检查有以下 3 个问题点。

A. 检查前处置不充分时完全无法筛查出病变。另外，尤其是对于乙状结肠和横结肠非常长的高瘦型的女性高龄患者，因其体位改变困难而难以发现病变。

B. 与内镜检查相比粪便导致的假阳性多，病变的筛查特异性低。

C. 与内镜设备改进相比，包括装置和造影剂在内的 X 线检查改进少，缺乏新学科的魅力。虽然内镜设备的进步显著，但使用高浓度钡剂和数字成像技术（digital radiography，DR）的 X 线造影检查，以及 CT/MRI 结肠造影技术的进步，也令人瞩目。

⑥再强调一遍，对于无法得到活检组织的问题〔不仅包括通过 HE 染色和特殊染色的确诊和与恶性疾病的鉴别，还包括组织和消化液（胃液、肠液）的培养检查和从活检组织中检测 DNA 的 PCR 等样本的采集〕，X 线造影检查只能"诊断"，从这点来看也是很大的缺点。

X线造影检查的优点

X 线造影检查同样有着超过内镜检查的以下多个优点。

①影像是客观的，即使在成像时漏诊，在读片的阶段也能够筛查出来。相比而言，虽然内镜的机动性高，但对于在检查时漏看的病变想要再筛查出几乎是不可能的。

②充分利用黏膜像、充盈像、双重造影图像、压迫像等各种的造影图像，不仅可见黏膜层，而且也能显示黏膜下层、固有肌层、浆膜下层、浆膜层的消化道各层结构。还可以利用压迫的部位通过压迫的强度进行全层诊断。

③通过侧面变形的分析能进行客观的浸润深度诊断。

④作为概观成像方法的有用性高（客观的位置、与其他器官的关系、变形、外压型改变等），这一点被认为是 X 线造影检查最大的优点，特别是在大肠的内镜检查中经常弄错病变的部位的情况下。

⑤对在黏膜表面无变化、以黏膜下深部为主的病变以及据其他器官的浸润外压型变化的诊断，X 线造影检查是有用的。还有黏膜表面无异常，其对于功能性异常的疾病的诊断能力与内镜检查相比更有利。

⑥对于延展至整个内镜视野的大范围弥漫性的病变，有时识别病变本身〔如活动性的溃疡性结肠炎（ulcerative colitis）合并的大范围的

不典型增生和癌等〕会很困难。另外，有时大的病变只通过内镜很难把握病变的整体像。在这些病变的诊断中并用X线造影检查是有用的。

⑦对内镜无法通过的狭窄部以远部位的诊断来说是必要的，有时还能发现瘘孔。

⑧与①类似，在进行病变的回顾性讨论时是有用的。

⑨与内镜检查相比，浸润性创伤更小，至少发生由于检查本身导致的穿孔等并发症（小肠镜所致胰腺炎）的风险极小。

⑩在炎症性肠疾病的诊断中能把握病变的形态（点·线·面）、部位、环周性（肠系膜侧、非系膜侧）等，也就是说不仅可以显示管腔的短轴方向，还可以显示长轴方向的大范围的病变，对诊断有用。

过分相信活检诊断的问题点

内镜检查的"可以活检"这一最大的优点，有时反而有可能成为缺点。过于依赖活检和特殊检查的结果，有时会忽视诊断。在诊断不充分、过于依赖活检和活检部位不合适等导致癌阴性的情况下，简单地进行病程观察，有在后续观察中发展成晚期癌这样的病例，这是在以前就被指出的问题点。

另外，众所周知，作为 Crohn 病的治疗药而被使用的抗 TNFα（tumor necrosis factor α）等生物学制剂，关于其副作用，须小心结核的发生。

同时，也会见到由于针对肠结核的诊断不充分，在活检中检查出肉芽肿而诊断为 Crohn 病，错误使用生物学制剂导致结核恶化的病例。

归根结底，重要的是临床诊断，请铭记活检只是为了确认临床诊断的正确性的辅助诊断（笔者也曾有过考虑是良性，但为了以防万一而施行活检被病理诊断为癌的诊治"经历"……）。

消化道X线造影图像的基础

在 X 线造影检查中能显示的改变是极为简

单的，基本上只有不能充盈钡剂被表现出来的隆起和作为钡剂的填充表现出来的凹陷（低洼）这2种。这2种的改变是单发或是多发隆起/凹陷性病变，隆起和凹陷混合的病变，要通过正位像（透亮像和钡剂斑）和侧位像（充盈缺损/壁变形和龛影）表现。

并且加上由于消化道本身的走行扭曲，由比较复杂的"线段"构成，有时诊断会变得困难。另外，原本是三维立体构造的消化道要作为二维构造被表现出来，分析这些二维的发现，必须要做好把三维的病变的宏观像在脑中进行重建的工作。也就是说，在解读X线造影图像之际，详细地观察肠道边缘和黏膜面，并且通过解读前述发现的成分是怎样组合的，能够推定病变的内镜表现和肉眼表现，以做出正确的诊断。若是能正确地解读病变，剩下的就是如何进行疾病的鉴别。这取决于在自己的脑中存有多少鉴别诊断的影像特征。因此，除了自己的经验以外，还要反复阅读教科书，使其灌输进脑中。通过这些做成有着每种疾病影像多种特征的"抽屉（箱子）"，鉴别诊断就会变得容易了。

总结

内镜检查是从在地上站着的人的角度看到的影像，而X线造影检查相当于通过遥控无人机所看到的鸟瞰图，两者在影像诊断中相辅相成。另外，内镜检查是器械先行而人紧随其后的器械主导型的检查，X线造影检查是术者（人）所做的术者主导型的检查。因此，在X线造影检查中拍摄到好的影像是内镜无法比拟的。另外，如果能准确读片，拍摄到好的影像所含的信息量也在内镜之上。

关于全消化道的X线造影检查，本书邀请各部位的专家医师就消化道X线造影检查的摄影手法的实际和诀窍、读片要点进行了通俗易懂的执笔，希望大家能够轻松愉快地阅读。希望年轻医生通过本书能对X线造影检查的必要性、有用性进行再认识，提高对X线检查、诊断的兴趣和热情。另外，如果每个人都能拍摄出相对比较简便又优质的造影照片，读片能力自然也会提高，也会反馈给内镜诊断，期待能更有助于诊断能力进一步的提高。

参考文献

[1]Sano Y, Muto M, Tajiri H et al. Optical/digital chromoendoscopy during colonoscopy using narrow-band imaging system. Dig Endosc 17: S43-48, 2005.
[2]Yamamoto H, Sekine Y, Sato, et al. Total enteroscopy with a nonsurgical steerable double-balloon method. Gastrointest Endosc 53: 216-220, 2001.
[3]Hartmann D, Eickhoff A, Tamm R, et al. Balloon-assisted enteroscopy using a single-balloon technique. Endoscopy 39 (Suppl 1): E276, 2007.
[4]Raptopoulos V, Schwartz RK, McNicholas MM, et al. Multiplanar helical CT enterography in patients with Crohn's disease. Am J Roentgenol 169: 1545-1450, 1997.
[5]Godefroy C, Pilleul F, Dugougeat F, et al. Value of contrast-enhanced MR enterography in pediatric Crohn's disease: preliminary study. J Radiol 86: 1685-1692, 2005.
[6]入口陽介. 胃がん検診の歴史と今後の展望. 胃と腸 53: 1069-1072, 2018.
[7]斉藤裕輔. 消化管腫瘍診断におけるX線検査の有用性. 胃と腸 38: 784-786, 2003.
[8]長浜隆司, 坂本直彌, 宇賀治良平, 他. 上部消化管X線造影画像の成り立ち. 胃と腸 53: 1211-1225, 2018.
[9]松井敏幸, 平井郁仁, 別府孝浩, 他. 小腸疾患のX線学の鑑別—基本的所見からみた鑑別の進め方. 胃と腸 43: 453-468, 2008.
[10]Watari J, Saitoh Y, Einami K, et al. Early nonpolypoid colorectal cancer: radiographic diagnosis of depth of invasion. Radiology 205: 67-74, 1997.
[11]斉藤裕輔, 垂石正樹, 佐々木貴弘, 他. 下部消化管X線造影画像の成り立ち. 胃と腸 53: 1226-1242, 2018.
[12]牛尾恭輔, 後藤裕夫, 村松幸男, 他. 消化管癌のX線診断における側面像の意義—二重造影像による深達度診断. 胃と腸 21: 27-41, 1986.
[13]Matsui T, Yao T, Yao K, et al. Natural history of superficial depressed colorectal cancer: retrospective radiographic and histologic analysis. Radiology 201: 226-232, 1996.
[14]白壁彦夫, 碓井芳樹, 根来孝, 他. 消化管の二重造影法と病変のとらえ方—変形学による比較診断学の展開と効果. 胃と腸 21: 15-25, 1986.

食管 X 线造影

——筛查和精密检查的要点

小田 丈二 [1]

入口 阳介

水谷 胜

富野 泰弘

山里 哲郎

依光 展和

园田 隆贺

大岛 奈奈

岸 大辅

清水 孝悦

桥本 真纪子

中河原 亚希子

山村 彰彦 [2]

细井 董三 [1]

摘要●关于食管X线造影检查，从筛查和精密检查的立场，分别对成像方法以及读片要点进行了叙述。筛选X线检查是关于食管浅表性癌的筛查诊断的实践，在精密X线检查中，阐述了实际的拍摄步骤和观察方法，读片时必要的病变的发现要点包括周围黏膜的影像特点、浸润深度的诊断特别是侧面变形的重要性等。希望本章能成为重新认识X线造影检查作为形态诊断的有用性的契机。

关键词 X 线造影检查 食管·胃同时集检 食管浅表性癌 侧面变形

[1] 東京都がん検診センター消化器内科

〒 183−0042 東京都府中市武蔵台 2 丁目 9−2 E−mail : johjioda@gmail.com

[2] 同 検査科

简介

食管虽然是多少有些蛇形扭曲，但从颈部到胸腔的中央附近几乎是笔直的纵行的管腔器官。虽然形态上结构简单，但在 X 线造影时这种简单的结构反而增加了检查的难度。由于食管积存钡剂是很困难的，还有吞咽的钡剂会随着食管的收缩很快流到胃里，因此，在食管内积存钡剂，通过体位变换使钡剂上下移动提高成像效果，或在病变部周围留存较厚的钡剂是极为困难的。解剖上与胃的上部同样，也存在不能压迫成像的问题。一边了解这样的问题点，一边弥补这些来更好地成像是很重要的。

这次，针对食管 X 线造影检查，把主要是用于体检的以筛查为目的的检查，与以肉眼形态和质的诊断、量的诊断为目的的精密检查分开阐述（**图1**），特别是浸润深度诊断中根据侧面变形的深度亚分类诊断也非常重要，针对各自的成像方法以及读片的要点进行叙述。

食管X线筛查

食管 X 线筛查作为上消化道 X 线造影检查的一部分，多在全面体检等随机体检中拍摄。**表1**显示的是成像顺序。

①由于主要是胃的成像，所以使用 5g 去泡剂并且服用稀释后的钡剂（或少量的水）。使用 200% 高浓度低黏性钡剂，150mL。

②由于透视观察以及成像主要是在第一斜

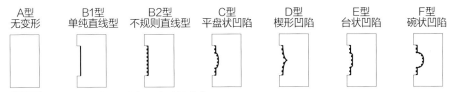

图1 食管浅表性癌的X线侧面变形的分类

〔小田丈二, 他. 食道表在癌のX線学的深達度診断—X線造影像にみられる側面変形による深達度亜分類診断の試み. 胃と腸 45：1451-1466, 2010より転載〕

表1 食管X线筛查的步骤

①口服5g的去泡剂和稀释的钡剂（或者少量的水）

②被检者成立位第一斜位

③左手拿着放入了钡剂的纸杯, 大口含住钡剂

④听候信号同时咽下, 一边确认脊椎和心阴影没有重叠, 一边在透视下观察食管的走行、钡剂的流动方式、食管壁的膨胀方式、有无充盈缺损、有无狭窄等

⑤拍摄食管上中部和中下部

⑥在第二斜位成像时, 被检者成立位第二斜位, 变成右手拿杯

⑦在第二斜位的透视观察中, 成像和第一斜位相同

位进行, 因此要提前调整体位。

③为了避免手臂进入透视视野, 所以要左手拿杯, 大口含钡剂。

④服用的时间由医生给信号之后再吞咽, 在第一斜位透视观察。这个时候, 为了不与脊椎和心阴影等障碍阴影重叠, 要调整体位透视观察食管的走行、钡剂的流动方式、食管壁整体的膨胀程度、阴影缺损、有无狭窄等的变形以及黏膜面的变化。观察是以下咽部开始到颈部食管（Ce）, 胸部上段食管（Ut）开始到胸部下段食管（Lt）, 腹部食管（Ae）开始到食管胃结合部（esophagogastric junction, EGJ）, 大致分成3个部位, 从上向下一边追踪钡剂的流向一边观察。

⑤成像是在立位第一斜位双重造影图像时, 一般是分成食管的上中部（Ce到Ut）和中下部（Lt到Ae）2个部分进行。透视观察以及成像是为了形成合适的照射野, 注意不要忘记调整光圈。成像时找准在钡剂流下后, 在透视下食管扩张良好, 能充分进行双重造影的时机。因为即使稍微迟一点点, 食管也大多会发生收缩。

⑥最好也在第二斜位成像。成像时是通过

与第一斜位相同的顺序, 在第二斜位进行。

⑦在第二斜位的透视观察以及成像也是比照第一斜位进行的。大部分都是在胃部成像之前进行。另一方面, 在居民体检等针对胃的集体体检中由于食管成像未必是必要的, 因此不存在既定的成像方法。在笔者所在机构, 从1995年开始在针对胃的集体体检中, 以食管鳞状癌高风险的55岁以上的男性群体为目标, 把食管浅表性癌的筛查作为目的进行了食管·胃同时集检。并且从2007年4月开始, 针对55岁以上的男性实施了使用全国性普及的DR（digital radiography）成像装置的DR食管·胃同时集检。以下对其实际情况进行叙述。

食管·胃同时集检的实际情况

在间接胃X线集体体检中, 把不进行食管成像只进行胃X线集体体检的从1990年7月—1995年4月的作为前期组, 把追加1张食管成像的从1995年5月—2006年3月的作为后期组, 把从2007年4月—2008年3月采用DR装置的作为DR组, 对食管癌的诊断结果进行了比较研究。前期组是不进行食管成像只进行透视观察。后期组是进行食管成像时, 为了省

表2 胃集体体检的结果

	前期组（只有胃集检）1990年7月—1995年4月		后期组（一部分同时集检）1995年5月—2006年3月		DR组（一部分同时集检）2007年4月—2008年3月
受检者数	108 428名		213 442名		12 972名
精检者数	22 734名		28 516名		1166名
精检率	21.0%	→	13.4%	→	9.0%
精检受诊率	39.6%		37.0%		45.4%
胃癌发现数	189名		344名		25名
胃癌发现率	0.17%		0.16%		0.19%
食管癌发现数	11名	→	58名（41名）	→	4名（3名）
食管癌发现率	0.01%	→	0.027%	→	0.031%
食管浅表性癌数	7名		52名（38名）		4名（3名）
浅表性癌比例	63.6%	→	89.7%	→	100%

（　）内是在同时集检发现的人数。

〔小田丈二，他. 食道表在癌のスクリーニング—X線. 胃と腸　46：592-600, 2011より転載〕

去筛选 55 岁以上的男性的工作而没有设定年龄限制，针对一部分 35 岁以上的男性，在进行胃成像之前拍摄了一张以 Mt ~ Ae 为中心的立位第一斜位双重造影图像。DR 组是以和后期组相同的条件进行成像的，并参考后期组的体检报告，但把集检的对象限定为 55 岁以上的男性。

表 2 显示的是胃集体体检受诊者整体的体检报告。食管癌发现情况，在前期组 108 428 名受诊者中有 11 名（0.01%），但在后期组有所增加，213 442 名受诊者中有 58 名（0.027%）。另外发现食管癌的浅表性癌比例也从 63.6% 上升到 89.7%。DR 群中，12 972 名受诊者中发现食管癌 4 名（0.031%），浅表性癌比例是 100%。综上可知，把食管检查纳入胃集体体检中的意义重大，目前正在继续研究中。

病例

在这里，笔者将以实际的病例为例，对筛选筛查诊断的要点进行叙述。

[**病例 1**]　50 岁男性，0- Ⅱ c+ Ⅱ b 型，pT1a–LPM。

没有特别的主观症状，于本中心行胃集体体检查。如**图 2a** 所示，在体检的食管 X 线造影图像中，胸部中段食管（黄色箭头）后壁侧的边缘不规则和黏膜异常被筛查出来。在精密 X 线检查（**图 2b**）中，在立位第一斜位像中发现后壁侧的边缘异常约 3 个椎体范围，可见是广泛病变。如**图 2c、d** 所示内镜发现，是 85mm×50mm 大小，0- Ⅱ c+ Ⅱ b 型，浸润深度如 pT1a-LPM 的表浅扩大型病变。

[**病例 2**]　70 岁男性，0- Ⅱ c 型，pT1a-LPM。

没有特别的主观症状，于本中心进行了胃集体检查。如**图 3a** 所示，是在食管 X 线造影检查中，在胸部下段食管内部发现伴有颗粒状阴影的阴影斑而被筛查出来的病例，是精密 X 线检查（**图 3b**）中通过前壁成像，清楚显示前壁侧的病变。检查时的影像是前壁的阴影作为剪影被表现出来。在内部发现伴有颗粒状阴影的不规则形的阴影斑，可诊断为 0- Ⅱ c 型病变。内镜观察结果如**图 3c、d** 所示，是 31mm×28mm 大的 0- Ⅱ c 型，浸润深度是 pT1a-LPM 的病变。

[**病例 3**]　60 岁男性，0- Ⅲ + Ⅱ c+ Ⅱ b 型，pT1b–SM1。

是逐年检查前 1 年假阴性的病例。没有特别的主观症状，于本中心进行了集体检查。在前 1 年度的间接 X 线造影图像（**图 4a**）中，Ut 不在成像范围之内。另外，因为是前壁病变，即使在透视观察中也没有注意到。查 1 年后的发现时的间接 X 线造影（**图 4b**）图像，

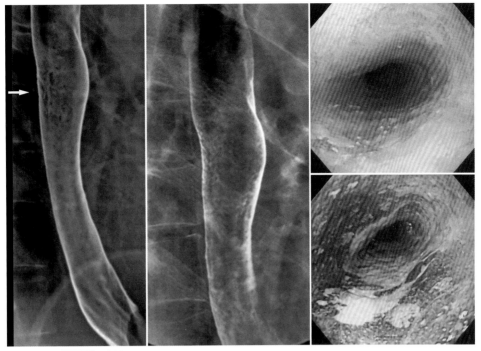

图2 [病例1]

a 发现时的食管间接X线造影图像。观察到黄色箭头部有黏膜异常和边缘不规则。

b 食管精密X线造影图像。

c 普通内镜像。

d 碘染色。

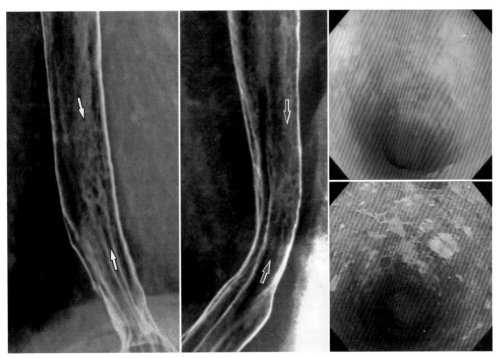

图3 [病例2]

a 发现时的食管间接X线造影图像。发现有不规则形的阴影斑和在内部有颗粒状阴影（黄色箭头）。

b 食管精密X线造影图像。有不规则形的阴影斑和在内部有颗粒状阴影（红色箭头）。

c 普通内镜像。

d 碘染色。

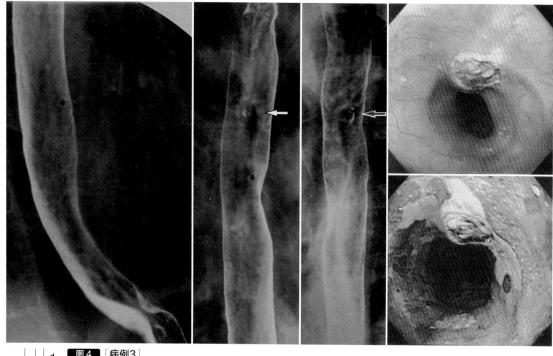

图4 ［病例3］

a	b	c	d
			e

a 发现1年前的食管间接X线造影图像。Ut不包含在成像范围内。
b 发现时的食管间接X线造影图像（含Ut的追加成像）。认为是阴影斑（黄色箭头）。
c 食管精密X线造影图像。在前壁成像显示病变（红色箭头）。
d 普通内镜像。
e 碘染色。

在透视观察中发现异常而进行了追加成像，病变作为在 Ut 的伴有钡剂阴影斑的透亮像被表现出来。在精密 X 线检查（**图 4c**）中虽然也是同样的结果，但在周围有淡淡的钡剂阴影斑，考虑可能是伴有 0-Ⅱc 型的病变。**图 4d、e** 显示的内镜观察结果，是 18mm×10mm 大的 0-Ⅲ+Ⅱc+Ⅱb 型，浸润深度是 pT1b-SM1 的病变。

［**病例4**］ 50 岁女性，0-Ⅱa+Ⅱc+Ⅱb 型，pT1b-SM2。

有时会感胸部不适。于本中心进行胃集体检查时，由于在问诊单上写有胸部的症状，因此负责成像的技师进行了食管透视观察。由于怀疑在食管中部有异常，进行了食管成像。是以 55 岁以上男性为对象，而不是食管·胃同时体检发现食管癌的病例。在检查发现时的食管 X 线造影图像（**图 5a**）中，观察到胸部中段食管有一点点黏膜异常和钡剂充盈缺损，因此被筛查出来。在精密 X 线检查（**图 5b**）中，发现伴有颗粒状阴影的不规则形阴影斑，据侧位像（**图 5c**）考虑是 C 型变形，诊断为 pT1a-MM ~ SM1。**图 5d ~ f** 为内镜所见。施行了食管切除术。明确病变是 35mm×28mm 大，一部分为 SM 浸润的病变。

食管精密X线检查

1. 口服法

精密检查大部分是在预先发现异常的状态下进一步成像的，其目的是为了鉴别良性、恶性。如果是恶性，则以获得肉眼型和范围诊断、深度诊断，进而确定治疗方针所必需的信息。**表 3** 所示的是不使用导管注气的口服法成像的

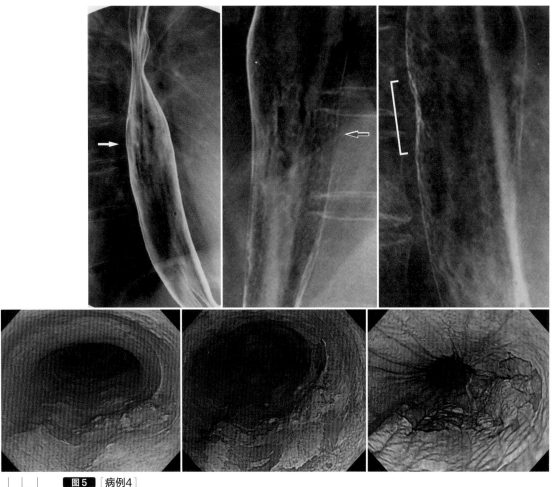

图5 ［病例4］

<table>
<tr><td>a</td><td>b</td><td>c</td></tr>
<tr><td>d</td><td>e</td><td>f</td></tr>
</table>

a 发现时的食管间接X线造影图像。认为有黏膜的异常发现（黄色箭头）。
b 食管精密X线造影图像。在红色箭头部认为有黏膜异常。
c 食管精密X线造影图像。侧面变形是C型（▢）。
d 普通内镜像。
e 碘染色。
f 甲苯胺蓝、碘双重染色。

表3 食管精密X线检查步骤（口服法）

①可能的话，静脉注射解痉剂

②6~8g的去泡剂和稀释后的钡剂同服用

③被检者成立位第一斜位，把床稍微放倒

④左手拿着放入钡剂的杯子，大口地含住钡剂

⑤听候指令同时咽下，一边确认没有误吞，一边在透视下确认病变部位

⑥在考虑病变的部位，使用钡剂可以流过病变处（病变在下方）的体位开始成像

⑦病变部位以侧面拍摄的体位进行成像

⑧从解痉剂的效果开始减弱时进行空气量少的成像

顺序。检查前的饮食限制等比照胃的 X 线检查来进行。

①如果可能，静脉注射解痉剂。以降低食管壁的张力，还有抑制黏液和唾液的分泌，便于双重造影拍摄。

②服用稀释的钡剂和 6 ~ 8g 的去泡剂。比筛查时使用更多的去泡剂能更容易扩张食管。使用的钡剂为 200% ~ 220% 高浓度低黏性。

③使被检者处于立位第一斜位，床稍微放倒。

④左手拿着装有钡剂的杯子，大口含钡。

⑤随信号一起咽下，一边确认没有误咽，一边在透视下确认病变部位。

⑥考虑到病变所在位置（前后左右壁），采用使钡剂能流到病变处（使病变位于低位）的体位成像。

⑦病变部位以侧面拍摄的体位进行成像。

⑧如果解痉剂的效果减弱，就容易进行空气量少的摄影。

2. 导管注气法

使用导管注气法进行精密检查的顺序如**表4**所示，①～⑥与口服法基本相同，由于时常遇到用口服法的成像更美观，因此会首先尝试口服法，特别是对于胸部食管。导管注气法在颈部食管和腹部食管通过调节钡剂和空气量更容易成像。

⑦所使用的是经鼻插入的胃管，有不同的材质和粗细，有前孔型、侧孔型、多孔型等多种类型。笔者主要是用前孔或者侧孔来成像。被检者置于立位正面，把导管经鼻插入距离病变数厘米口侧并用胶带固定。恢复⑥的体位，用注射器加上负压让食管空虚，用注射器吸10～20mL的钡剂，把注射器的前端朝向下方注入钡剂。

接着把注射器充满空气，这次把前端向上注入空气（如果向下注入空气，易使注射器内残留的钡剂形成气泡），为了能拍出漂亮的双重造影要配合时机。由于钡剂的量也能调节，凹陷部有钡剂积存，或者隆起处要注意充盈缺损。还有在周围有时伴有上皮内伸展，病变周围黏膜的优质的双重造影也是重要的信息。

⑧使用导管注气法，更容易拍摄侧位片。注意空气量较多的情况下进行拍摄，一边慢慢地变换体位来拍摄，一边找出变形最严重的体位。这个时候最好在两侧进行成像。

⑨检查结束后，把导管插入胃，放出胃内残留的钡剂和空气后，拔出导管。成像装置最好使用DR、FPD（flat panel detector），利用连续成像和C臂能使成像更容易。不仅是对正位的拍摄有用，在拍摄侧面像时也能发挥威力。

表4 食管精密X线检查顺序（导管注气法）
①～⑥的顺序与口服法（**表3**）相同
⑦为调节空气量和钡剂量插入导管
⑧病变部位以侧面拍摄的体位进行成像
⑨把胃内的钡剂和空气用导管吸出后，拔掉导管

在透视观察以及成像时与筛查相同，要注意为了形成适合的照射野不要忘记调整光圈。

病例

在介绍实际的精密X线检查病例同时，针对成像以及读片的要点进行叙述。

[**病例5**] 70岁男性。0-Ⅱb+Ⅱc型，pT1a-LPM。几乎累及全食管的表浅扩大型病变。逐年检查，前一年度是假阴性病变。没有特别的主观症状，以检查为目的在本中心就诊，施行了上消化道内镜检查（esophagogastroduodenoscopy，EGD）。在内镜检查中，发现从颈部食管附近到肛侧有连续的黏膜不规则和碘不染色（**图6a～d**）。

精密X线检查时必须要一边注意口侧的边界、黏膜不规则的连续性、边缘有无变形等，一边留意在成像时要拍出品质优良的双重造影图像。由于病变口侧是颈部食管，有误吞和软管滑脱等风险，因此是很难使用导管注气法成像的部位，而进行了口服法成像。在X线造影图像中只发现上食管到下食管范围较广的一点点的黏膜不规则，边缘没有明显的异常，诊断是无SM深部浸润。

另外，口侧边界如**图6（e～h）**所示，考虑有必要切除颈部食管。应该要注意的是病变口侧边界的信息对确定切除范围和放射线照射范围也是必要的。经外科切除，如235mm×50mm大的0-Ⅱb+Ⅱc型病变，浸润深度是pT1a-LPM。

[**病例6**] 50岁男性。0-Ⅱa+Ⅱc型，pT1b-SM3。

是胸部上段食管的病变。没有特别的主观症状，以体检为目的在本中心就诊，施行了

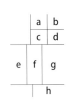

a	b
c	d
e	f	g
		h

图6 ［病例5］

a 颈部食管附近的EGD图像。

b 同部位的碘染色。

c 胸部中上段食管附近的EGD像。

d 胸部下段食管附近的EGD像。

e 精密X线检查第一斜位双重造影图像。发现从颈部食管到肛侧有连续的黏膜不规则。

f 精密X线检查第三斜位双重造影图像。病变进一步延续至下段食管。

g 精密X线检查第三斜位双重造影图像。病变的口侧边界累及至颈部食管（黄色箭头）。

h 切除后固定标本碘染色的复原图。

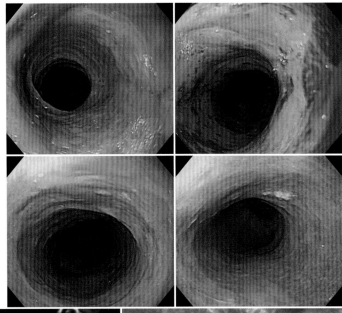

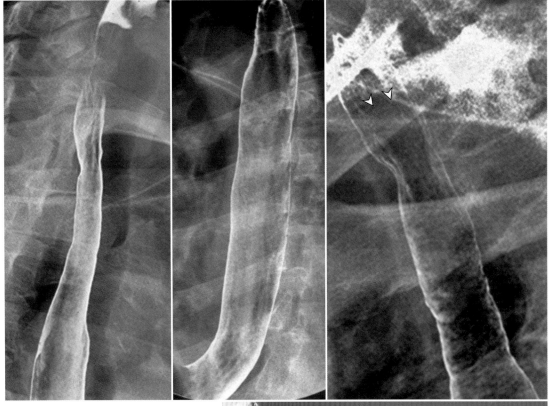

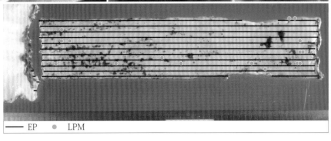

—— EP ● LPM

EGD。内镜检查（**图7a～c**）发现胸部上段食管的黏膜下肿瘤（submucosal tumor，SMT）样隆起性病变，口侧是被碘染的正常的鳞状上皮覆盖，肛侧为0-Ⅱc型病变。在精密X线检查时要一边注意隆起上升、表面的形状、周围黏膜的状态以及侧面变形最严重的部位，一边进行良好地成像。在颈部食管留置导管进行成像。由于是颈部食管，要注意误吞和软管的无意滑脱等风险。

如**图7d**所示，能清楚发现胸部上段食管的SMT样的隆起性病变，在顶部伴有不规则的阴影斑。在肛侧发现有扩张成扇状的浅淡的钡剂充盈缺损（**图7d**，白色箭头），怀疑是病变的厚度是与SMT样隆起一致的侧面变形（**图7e**），诊断为E型变形，SM深部浸润。另外，关于隆起部分的表面形状，如**图7f**所示那样，肛侧清晰的不规则形阴影斑也很明显，但在口侧也只有淡淡的的阴影斑如黄色箭头所示，提示口侧稍浅表，肛侧有深的凹陷性病变，能推测是伴有SMT样的隆起。

切除标本（**图7g、h**）中，观察有朝向病变的肛侧呈扇形扩张的黄白色改变（**图7g**，白箭头）。关于隆起部的表面性状，**图7g**的黄色箭头、黑色箭头分别与**图7f**的黄色箭头、黑色箭头相对应。显示是15mm×14mm大的0-Ⅱa+Ⅱc型病变，浸润深度是pT1b-SM3。

［**病例7**］ 70岁男性。0-Ⅱa+Ⅰs型，pT1b-SM1。没有特别的主观症状，以体检为目的在本中心就诊，施行了EGD。内镜检查（**图8a**）发现0-Ⅰ型隆起和周围伴有碘不染色的病变。由于内镜上是20mm左右的0-Ⅰ型隆起，因此一般考虑是T1b-SM2～3病变。精密X线检查时要一边注意隆起的上升和高度、表面的性状、周围黏膜的状态、有无侧面变形，一边进行良好地成像。

如**图8b**所示，隆起的上升明显，为高度较高的0-Ⅰ型隆起性病变。通过双重造影清楚显示周围黏膜，在0-Ⅰ部分的口侧以及肛侧（**图8c**，黄色箭头）伴有高度较低的0-Ⅱa部分，隆起部分的表面性状是颗粒状，与其说是SMT样，不如说是由于向上发育形成的隆起。侧面变形（**图8d**），发现轻微不规则的直线化的B2型，不能提示明显的SM深部浸润，因此诊断为T1a-MM～SM1程度。切除标本（**图8e**）显示是在隆起部分的周围也伴有平坦的0-Ⅱa型的扩张，黄色箭头对应**图8c**中的黄色箭头。病理组织像（**图8f**）显示是49mm×28mm大的0-Ⅱa+"0-Ⅰs"型，隆起部分的一部分浸润至MM～SM1的pT1b-SM1的病变。

［**病例8**］ 50岁男性，0-Ⅱc+Ⅱa型，pT1a-MM，Barrett食管癌内镜检查（**图9a、b**）发现食管下段有不规则的凹陷性病变。其肛侧有栅栏状血管以及来自胃侧的贲门皱襞，考虑为在Barrett食管基础上发生的凹陷性病变，诊断为Barrett食管癌。精密X线成像不仅要显示出病变，也要显示出周围黏膜的状态，特别是口侧的SCJ（squamo columnar junction）和肛侧的贲门皱襞，成像时有必要明确有无Barrett食管。在X线造影图像（**图9c**）上发现在食管下段有边界清晰的不规则钡剂阴影斑，内部伴有微细的颗粒状变化，凹凸不整。另外在其周围伴有轻微的透亮带，提示有恶性病变。只有这个影像与内镜图像不同，想明确病变的背景是很困难的。侧面变形是直线化后的B1型（**图9d**），但向内侧的偏位稍明显，因此诊断为T1a-LPM～MM。**图9e**为切除标本的复原图。6mm×6mm大、0-Ⅱc+Ⅱa型，是浸润深度为pT1a-M的病变。

图9f～h显示X线造影图像与内镜影像的对比。病变的口侧从SCJ到胃侧，病变的肛侧从胃侧连续的褶皱上缘共计2处，在病变的上下方进行活检。X线造影（**图9f**）显示了病变部位（黑色箭头）以及活检部位（红色箭头）。口侧活检①的口侧显示出线状的细透亮带即SCJ（蓝色箭头），其上方的鳞状上皮和其下的Barrett上皮区域中黏膜形态不同。肛侧活检②是位于胃连续皱襞的上缘，相当于EGJ。如果

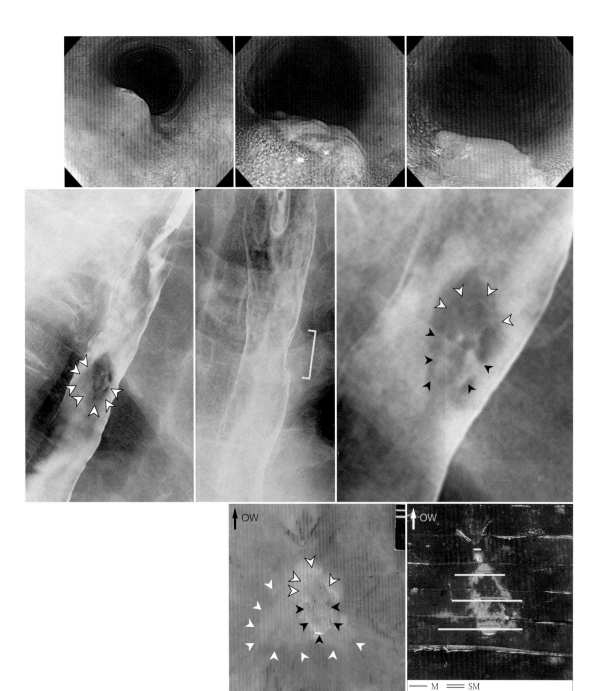

a	b	c
d	e	f
	g	h

图7 ［病例6］

a EGD像显示病变是SMT样的隆起性病变。

b 碘染色。顶部有碘不染色区。

c 病变肛侧的碘染色。

d 精密X线检查第一斜位像。在颈部食管留置导管成像。虽病变整体具有厚度，肛侧在其周围进一步显示淡淡的透亮像（白色箭头）。

e 精密X线检查立位正面双重造影图像。侧面变形是 E型（ ⊓ ）。

f 精密X线检查第一斜位双重造影图像（病变部放大）。黄色箭头指示口侧的浅凹陷，黑色箭头指示肛侧的稍深的凹陷。

g 切除标本半固定后。病变部周围上皮下也有黄白色变化（白色箭头），黄色箭头和黑色箭头分别对应d的白色箭头和f的黄色箭头、黑色箭头。

h 固定后碘染色的复原图。g的白色箭头所指的区域未见碘不染色。

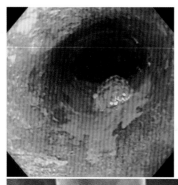

图8 ［病例7］

a EGD像（碘染色）。

b 精密X线造影图像。有明显的隆起较高的0–Ⅰ型病变。

c 精密X线造影图像。空气量稍少的双重造影图像显示在0–Ⅰ型病变的周围有高度较低的0–Ⅱa型病变（黄色箭头）

d 精密X线造影图像显示侧面变形是B2型（⌐⌐）。

e 切除标本固定后。相当于在c中所示的黄色箭头区域。

f 病理组织图片。

a		
b	c	d
e	f	

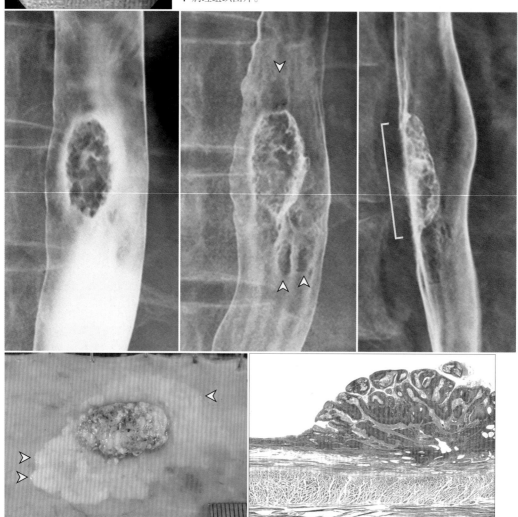

像这样成像，是与内镜观察同样的，可以诊断被 SCJ 以及 EGJ 包围的 Barrett 食管中的病变。Barrett 食管黏膜与鳞状上皮区域相比钡剂的附着增加，与胃侧黏膜相比呈毛玻璃状的细微颗粒状阴影，通过清晰地反映病变及其周围的背景黏膜，诊断 Barrett 食管癌是可能的。

［**病例9**］ 70 岁男性。0–Ⅱb+Ⅱc 型，pT1a-EP。

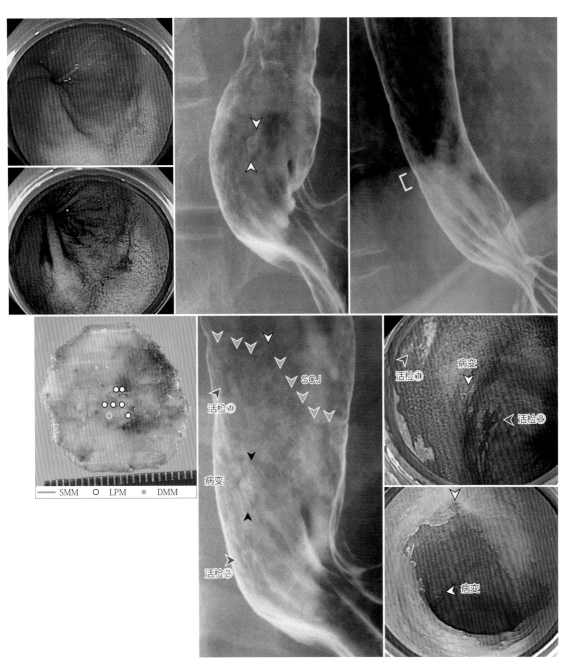

a		c	d
b			
e		f	g
			h

图9 ［病例8］

a 普通内镜像。发现食管下段不规则形的凹陷性病变。在肛侧右侧壁的栅栏状血管显示是Barrett食管。

b 靛胭脂喷洒像。在病变的肛侧发现有胃的皱襞。这是一0-Ⅱc型的Barrett食管腺癌。

c 仰卧位第一斜位像。在食管下段发现边界清晰的不规则的钡剂阴影斑（黄色箭头）。

d 侧面像。考虑为直线化的B1型变形（ ）。

e 切除标本的复原图。

f~h X线造影图像和内镜影像的对比。

g 结晶紫染色像。

h 普通内镜像。

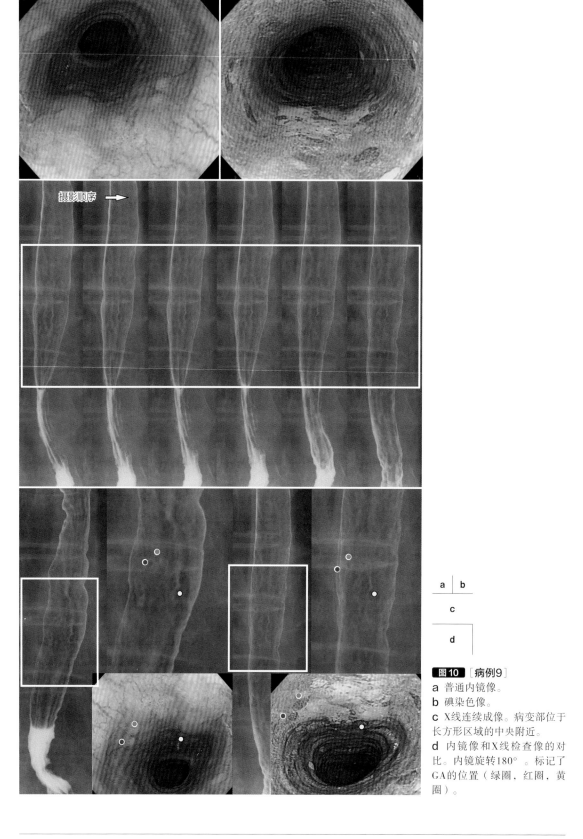

摄影顺序 →

图10 ［病例9］
a 普通内镜像。
b 碘染色像。
c X线连续成像。病变部位于
长方形区域的中央附近。
d 内镜像和X线检查像的对
比。内镜旋转180°。标记了
GA的位置（绿圈，红圈，黄
圈）。

内镜检查（**图10a、b**）碘染发现明确平坦型病变。进行精密X线检查时，本病例由于缺乏明显的隆起和凹陷等标志，因此以病变的壁侧、与门齿的距离和气管及心脏的压迹等为标准进行成像。由于是后壁侧的病变，与椎体重叠，成像条件很差。使用的是可以 1 s 5 帧、2 s 10 帧的连续成像的 X 线造影成像设备（**图10c**）。其优点是可以连续拍摄钡剂的流动状态，对空气量的细小变化等可以连续地，就像看动画一样进行摄影。另外能够比较简单地拍摄，轻微的抖动和模糊、蠕动和心搏等影响较少。在长方形区域的中央附近持续存在一个明显的线状阴影，可以考虑是病变。从左到右按照成像顺序排列，越向右，钡剂越接近下降的状态。**图10d** 显示 X 线造影图像和内镜影像的对比。**图10d** 显示了病变部附近作为标志的 GA（glycogenic acanthosis）。如果能很好地活用连续成像，即使凹凸不明显的浸润深度较浅的平坦病变也很有可能被发现。本病例中发现的是 15 mm × 12 mm 大的 0- Ⅱ b+ Ⅱ c 型病变，浸润深度是 T1a-EP。

总结

成像时应该有自己能够对该病变进行读片的期望。要时常一边考虑用怎样的影像才能表现这个病变的特征（表面构造和立体构造等）、扩散情况如何、对深部的影响到什么程度等，一边拍摄，这是很重要的。为了表现这些，应该拍摄改变钡剂和空气量的摄影和侧面像。把所得的临床影像和切除标本的肉眼改变，与病理组织图像时常对比，能够加深对各种各样病变基本形态学的理解，反复如此，关系到对病变的图像诊断、读片的理解，以及提高读片所需的图像是什么样的拍摄能力。不是只有自己清楚就可以了，提供其他人能接受的影像也是很重要的。关于 X 线检查目前的困境，是其辐射的影响大，追赶不上内镜设备的发展速度等。虽然事实上很难让年轻的读者们去理解，但不是说因为不拍摄，不读片，就要更加地敬而远之，反而如果能让更多的人知道其优点，那真的是万分幸运。

参考文献

[1]細井菫三. 食管X線検査法.「胃と腸」編集委員会（編）. 胃と腸ハンドブック. 医学書院, pp 70-79, 1992.

[2]細井菫三, 西澤護, 野本一夫, 他. 集検における食管黏膜癌の拾いあげの実態と問題点. 消内視鏡 2: 453-459, 1990.

[3]細井菫三, 菊池好子, 平塚伸, 他. 間接食管集検における早期食管癌の拾い上げ. 胃と腸 32: 1289-1297, 1997.

[4]細井菫三, 平塚伸, 熊谷洋一, 他. 早期食管癌の診断—X線診断の進歩の現状. 臨消内科 12: 1695-1704, 1997.

[5]細井菫三, 岡田利邦, 山田耕三, 他. 食管表在癌のスクリーニング. 消外 22: 283-288, 1999.

[6]入口陽介, 細井菫三, 小田丈二, 他. 間接食管胃・同時集検の成果と問題点. 多摩消シンポ誌 15: 30-36, 2001.

[7]細井菫三, 山村彰彦, 岡田利邦, 他. 食管表在癌のX線診断—拾い上げ診断と深達度診断. 外科 63: 403-413, 2001.

[8]小田丈二, 細井菫三, 入口陽介, 他. 検診診断のポイント—食管. 臨画像 19: 299-306, 2003.

[9]小田丈二, 細井菫三. 食管がん検診および診療の実際. 老年消病 18: 7-12, 2007.

[10]小田丈二, 入口陽介, 水谷勝, 他. 食管表在癌のスクリーニング—X線. 胃と腸 46: 592-600, 2011.

[11]小田丈二, 入口陽介, 水谷勝, 他. 食管癌検診の現状と課題. 日臨 69増刊6: 475-483, 2011.

[12]小田丈二, 入口陽介, 水谷勝, 他. 食管表在癌のX線診断—X線集団検診による食管表在癌の拾い上げと精密X線における側面変形による深達度診断の有用性. 臨消内科 25: 769-779, 2010.

[13]細井菫三, 入口陽介, 大浦通久, 他. 食管癌の深達度診断—二重造影からみた深達度診断. 胃と腸 36: 283-294, 2001.

[14]小田丈二, 入口陽介, 水谷勝, 他. 食管表在癌のX線学的深達度診断—X線造影影像にみられる側面変形による深達度亜分類診断の試み. 胃と腸 45: 1451-1466, 2010.

[15]大森泰, 幕内博康, 北川雄光, 他. 集検による食管癌の早期診断. 吉田操, 幕内博康, 神津照雄, 他（編）. 食管表在癌—画像診断と病理. 医学書院, pp 58-61, 1993.

[16]杉野吉則, 今井裕, 天羽洋, 他. 早期胃癌X線診断におけるデジタル・ラジオグラフィの有用性. 胃と腸 30: 47-57, 1995.

[17]杉野吉則, 鈴木和代, 大須賀香絵, 他. 食管X線検査のポイント—Digital Radiography. 胃と腸 38: 827-833, 2003.

[18]小田丈二, 入口陽介, 水谷勝, 他. 胃X線集団検診におけるDR（digital radiography）の有用性と精密検査におけるDRの効果. 日臨 72増刊1: 281-286, 2014.

[19]小田丈二, 入口陽介, 水谷勝, 他. 表在型Barrett食管癌のX線診断. 胃と腸 51: 1283-1298, 2016.

[20]高木靖寛, 長浜孝, 宗祐人, 他. flat panel detectorを用いた食管表在癌のX線診断. 胃と腸 41: 240-249, 2006.

[21]杉野吉則. 平面検出器（flat panel detector；FPD）. 胃

と腸　47: 645–646, 2012.

[22]杉野吉則，鈴木和代，大須賀香絵，他．新しい画像検
査・診断法と今後の展開―胃X線検査における平面検
出器（FPD）を搭載したCアーム式装置の有用性．胃
と腸　39: 1572–1582, 2004.

Summary

X-ray Examination of the Esophagus, Point of X-ray Screening and Detail Examination for Esophageal Cancers

Johji Oda[1], Yousuke Iriguchi,
Masaru Mizutani, Yasuhiro Tomino,
Tetsurou Yamazato, Nobukazu Yorimitsu,
Takayoshi Sonoda, Nana Ohshima,
Daisuke Kishi, Takayoshi Shimizu,
Makiko Hashimoto, Akiko Nakagawara,
Akihiko Yamamura[2], Touzou Hosoi[1]

Regarding X-ray examination of the esophagus, we wrote points of each radiography and reading film with screening and detailed examination. X-ray screening for superficial cancers of the esophagus is effective. In the detailed examination, radiography procedure and how the esophageal cancer should be described, and the image including the background of the lesion is necessary for reading films, and the lateral deformity is important, particularly for diagnosing the depth of invasion. We want to appeal for the usefulness of X-ray examination for morphological analysis.

[1]Department of Gastroenterology, Tokyo Metropolitan Cancer Detection Center, Tokyo.

[2]Department of Pathology, Tokyo Metropolitan Cancer Detection Center, Tokyo.

胃 X 线造影
——胃癌 X 线检查的标准成像方法和读片要点

吉田 谕史 [1]

数纳 有纪

杉野 吉则

中村 祐二朗 [2]

井上 咏 [1]

柏木 和弘

清野 隆史

别所 理惠子

岩男 泰

摘要 ● 胃癌 X 线检查的目标病变是胃癌。为了提高筛查精度，如今正在日本全国普及标准化的成像步骤和成像体位。为了进一步改善作为其基准图像之一的腹卧位双重造影正面位像（头低位）的图像质量，本中心研究的"双垫肩·向左技术"似乎很有帮助。另外，检查精度也会被读片能力影响。但是，固定的读片框架或规则如今还没找到。作为良性、恶性判定的基础，马场等发表的"肉眼异型程度"是胃癌的X线诊断指南，也是胃癌X线检查的良性、恶性判定的指南。

关键词 标准成像方法 双垫肩·向左技术 胃癌 X 线检查 读片标准 宏观异型程度

[1] 慶應義塾大学病院予防医療センター 〒160-8582 東京都新宿区信濃町 35
E-mail：yoshida7@keio.jp
[2] 同 放射線科消化管造影室

简介

胃的 X 线成像方法有充盈法、黏膜法、双重造影法以及压迫法。其中，作为门诊诊疗中筛查以及胃癌 X 线检查的主力的双重造影法是指通过使用 X 线吸收大的阳性造影剂硫酸钡剂和 X 线吸收小的阴性造影剂（空气和去泡剂），把黏膜表面的皱襞形态变化表现出来的方法。

本文对 X 线检查作为筛查法进行说明，将对在胃癌X线检查中被广泛应用的摄影标准（以下称"标准成像方法"）进行阐述。另外还将对本中心为改善俯卧位双重造影正位像（头低位）的画质而研究的"双垫肩·向左技术"的效用进行报告。但是，由于没有发现负责读片精度管理的标准（以下称"读片标准"），因此在此介绍马场等发表的"肉眼异型度的概念"作为 X 线造影图像和肉眼像的良性、恶性判定的基本观察结果，并阐述一些个人意见。

标准成像方法

标准成像方法是 NPO 法人日本消化器官癌症检查精度管理评价机构作为 X 线检查的影像精度管理的基础在 2009 年发表的，有针对性检查用的标准成像方法 1（**图 1**）和随机型检查用的标准成像方法 2（**图 2**）两种。标准成像方法 1 由胃部双重造影法所构成，标准成像方法 2 由食管和胃部的双重造影法以及胃部的压迫法所构成。本法是参考马场等通过应用精密检查的成像技术所开发的新·胃 X 线成像方法（以下称"新·成像方法"）构筑而成的。

1. 成像的流程

原则是使用高浓度、低黏度粉末钡剂造影剂。

首先，用 20mL 左右的钡剂悬浊液或者水

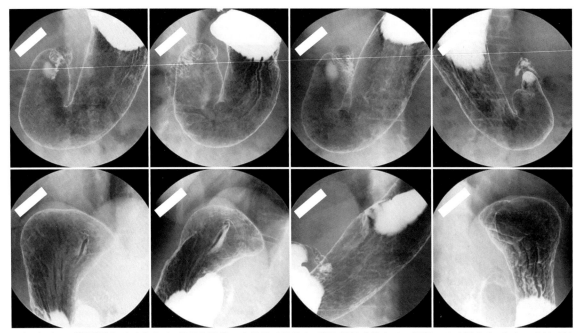

<table>
<tr><td>a</td><td>b</td><td>c</td><td>d</td></tr>
<tr><td>e</td><td>f</td><td>g</td><td>h</td></tr>
</table>

图1 标准成像方法1的所有影像。这是针对性胃癌X线诊断的成像方法。胃部双重造影单独8张法。希望不拍摄食管，也能进行透视观察

a 仰卧位双重造影正位像。

b 仰卧位双重造影第一斜位像。

c 仰卧位双重造影第二斜位像（头低位）。

d 俯卧位双重造影正位像（下部前壁 头低位）。

e 俯卧位双重造影第一斜位像（上部前壁 半卧位）。

f 右侧卧位双重造影图像（上部）。

g 仰卧位双重造影第二斜位像。

h 立位双重造影第一斜位像（上部）。

与 5.0g 的去泡剂同时服用。接着，在食管和椎体不重叠的第一斜位调整体位角度，在服用 150mL 的钡剂的同时拍摄上、下食管（**图2a**）。由于钡剂会经过贲门部的后壁和小弯侧流向胃，因此如果在胃部入口部的开口期这个时刻曝光，能观察该处有无异常。在拍摄食管之后，为了使钡剂不流向十二指肠，要在第一斜位乃至左侧卧位倾斜摄影床。

在拍摄胃部第一张仰卧位双重造影正位像之前，进行 3 次从仰卧位向右侧卧位方向的 360° 旋转变换。如果把床放在水平位快速旋转，可使附着在胃黏膜上的黏液被洗去以提高造影效果。以双重造影法拍摄胃中下部前壁时，要从仰卧位右转成俯卧位，然后，把床抬至水

平位或微微抬起，在心窝处放置压迫腹壁用的被子。放下垫肩，确认安全的情况下保持头低位，迅速拍摄。反倾斜角度是 30° 左右，最大可停留在 45°。拍摄胃上部的时候也要进行体位变换拍摄图像。不把床过度立起以及从体位变换到曝光，这些都要熟练地进行。

在胃部的立位压迫法拍摄时，不要进行伴有疼痛的不合理操作。

2. 胃部双重造影的拍摄方法

胃部的双重造影图像是按照后壁、前壁、上部的顺序来成像的。

1）仰卧位双重造影正位像（**图1a，图2b**）

目标部位是从胃体部开始到幽门前部的后壁。标准成像方法是，将在被拍体的正面拍

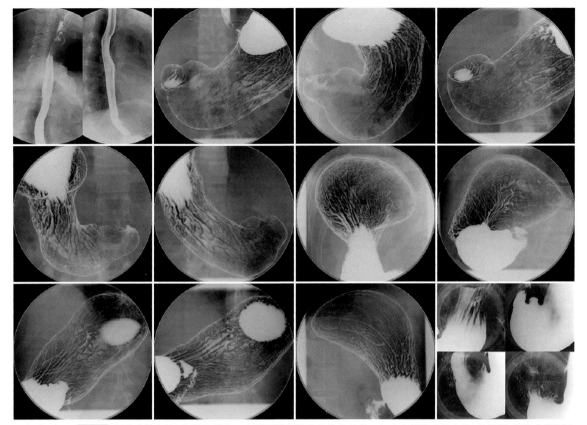

a	b	c	d
e	f	g	h
i	j	k	l

图2 标准成像方法2的所有影像。主要把随意性检查作为对象。加上在标准成像方法1的胃部8张的食管双重造影图像和胃部的俯卧位双重造影图像第二斜位像和半卧位双重造影第二斜位像（上部）以及胃部压迫像

a 立位双重造影第二斜位像（食管上部、下部）。

b 仰卧位双重造影正位像。

c 仰卧位双重造影第一斜位像。

d 仰卧位双重造影第二斜位像（头低位）。

e 俯卧位双重造影正位像（下部前壁 头低位）。

f 俯卧位双重造影第二斜位像（下部前壁 头低位）。

g 俯卧位双重造影第一斜位像（上部前壁 半卧位）。

h 右侧卧位双重造影图像（上部）。

i 半卧位双重造影第二斜位像（上部）。

j 仰卧位双重造影第二斜位像。

k 立位双重造影第一斜位像（上部）。

l 立位压迫像（4个部位）。

摄的正位图像和胃角部小弯的切线位像要呈 U 字形表现的仰卧位双重造影正位像区别开来，采用了前者。正位图像是进行 3 次右转的旋转变换后在正面成像的。但是，要注意在幽门前庭部不能留有过量的钡剂。将床稍微反倾斜成像，能透视观察到从胃的大弯侧向小弯侧少量的钡剂的流向。**图3** 是职工体检时发现癌的

病例图像。

2）仰卧位双重造影第1斜位像（**图1b**，**图2c**）

目标部位是胃体部后壁的大弯以及近幽门前庭后壁的小弯。在拍摄仰卧位双重造影正位像之后，保持水平位不变进行从仰卧位向右侧卧位方向的旋转变换或者是左右相互交换，以

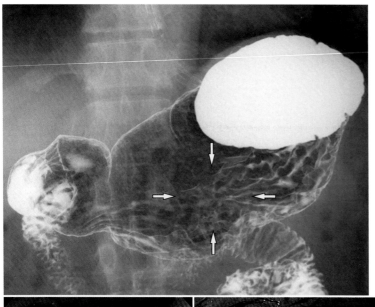

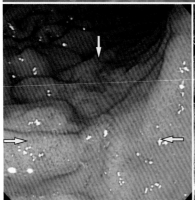
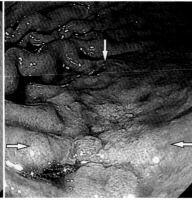
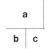

图3 职工体检中发现胃体中部后壁的未分化型0-Ⅱc。50岁男性
a 仰卧位双重造影正位像（标准成像）。在胃部第一张的双重造影图像中，在胃体中部后壁发现黏膜皱襞的集中像和淡淡的阴影斑。在集中的皱襞的前端认为有轻微的肥大像和变细。诊断为0-Ⅱc型的未分化型癌。黄色箭头指示0-Ⅱc的范围（**b**、**c**同）。
b 普遍内镜像。内镜检查发现在胃体中部后壁有伴有黏膜皱襞的中断和突然变细的发白的黏膜凹陷。能观察到在凹陷面上有部分的红色颗粒和淡淡的发红部分。
c 靛胭脂喷洒后内镜像。在凹陷面可见大小不一的颗粒像。在腹腔镜辅助下进行了远端胃切除术。最终病理诊断为0-Ⅱc，25mm×20mm，pT1b2（SM2），por2+sig＞tub2，Ly0，V0，N0。

前庭部和十二指肠不重叠的角度（30°～40°）为标准拍摄。仰卧位第一斜位的静止时间越长，向胃下部移动的空气就越容易流出十二指肠，由于在胃停留的空气变少，会变得很难表现胃部前壁和胃上部，因此注意要有技巧的拍摄。

3）仰卧位双重造影第二斜位像（头低位）（**图1c，图2d**）

目标部位是，近胃体后壁的小弯以及近幽门前庭部后壁的大弯。在拍摄前像之后，再次进行右转旋转变换或者左右相互交换暂且在仰卧位正位静止。接着，再将头低位设定为−20°后，将其设定为第二斜位（30°～40°）进行拍摄。在头低位时要告诉患者紧紧握住扶手。

如果在反倾斜前设定为第二斜位，在胃上部存留的钡剂会流向下部，幽门前庭部很难形成双重造影图像。

4）俯卧位双重造影正位像（头低位）（**图1d，图2e**）

目标部位是从胃体中部到幽门前部的前壁。从仰卧位向右侧卧位方向旋转半圈成俯卧位，在心窝部放置压迫用的被子。为安装防止坠落事故的垫肩，告诉患者把脸朝右"左脸颊和双肩与床贴紧，紧紧握住把手"。接着，把床反倾斜透视观察钡剂从胃下部向上部流走，在胃中部附近成双重造影图像的地方曝光。拍摄后快速恢复水平位。

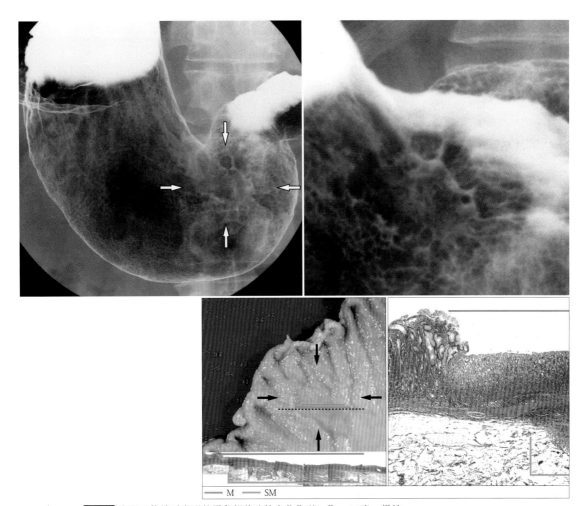

图4 在职工体检时发现的胃角部前壁的未分化型0-Ⅱc。50岁，男性

a	b
c	d

a 俯卧位双重造影正面位像（标准成像）。在靠近前庭部的胃角部前壁可见小颗粒像，在其大弯侧黏膜小区结构消失区域扩大。虽然怀疑是0-Ⅱc型癌的X线造影图像，但由于和椎骨重叠因此难以读取。黄色箭头指示在X线检查像中0-Ⅱc的范围。

b 把病变部放大后的追加成像。拍摄者注意到有钡剂包围异常。稍微处于第一斜位，进行了追加成像。在不规则形的颜色浅的阴影斑的周围，可见有排列着大小不规则的颗粒样边缘隆起。

c 把病变部放大后的切除标本固定照片和病理组织断面图。最终病理诊断为0-Ⅱc，25mm×25mm，pT1b2（SM2），por2+por1>tub2，Ly2，V0，N（4/24）。发现在与癌组织黏膜相同的范围内有黏膜下层的浸润。黑色箭头指示在切除标本中0-Ⅱc的范围。

d 病理组织图。是癌的肛侧凹陷边界部的低倍放大图像。未分化型的癌组织是非弥漫性的，在交界处的非肿瘤黏膜上有腺窝上皮的过度形成。

图4 显示职员体检中发现的癌。

5）俯卧位双重造影第2斜位像（头低位）（**图2f**）

目标部位是从胃体中部的前壁的大弯到近幽门前庭部前壁的小弯。插入压迫用的棉垫的同时将体位角度设成第二斜位（20°～30°），再次反倾斜拍摄。需要注意斜位角度如果过大，压迫用的棉垫会脱离腹壁，胃下部也会产生扭曲。

6）俯卧位双重造影第一斜位像（**图1e，图2g**）

从这里拍摄胃上部。由于此前的体位变换，胃上部的黏液被洗去，因此是对该部进行描绘

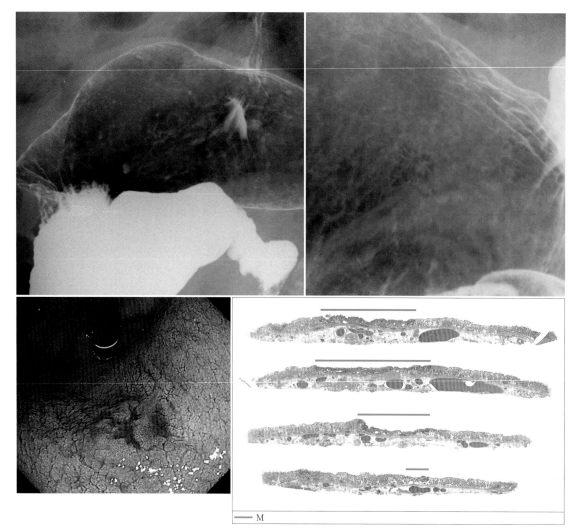

<table>
<tr><td>a</td><td>b</td></tr>
<tr><td>c</td><td>d</td></tr>
</table>

图5 在综合体检机构发现的胃体上部小弯的分化型0-IIc。70岁，男性

a 右侧卧位双重造影图像（追加拍摄像）。在拍摄标准成像时在贲门部附近胃体上部小弯前壁的直接像，进行右转的旋转变换后，在相同体位进行了追加成像。虽然黏膜的清洁效果不佳，但在同部位表现出有10mm左右的有浓淡差的阴影斑。

b 把病变部放大后的术前X线造影图像。在相同部位发现伴有边缘隆起的不规则形的阴影斑。清晰地表现出了棘状的凹陷边界，诊断为黏膜内的小的分化型0-IIc。

c 喷洒靛胭脂后内镜像。在相同部位发现伴有边缘隆起的浅的黏膜凹陷。在凹陷的口侧可见的细微的集中像是通过在X线造影检查发现后的第二次内镜检查时进行的活检操作发现的。

d 病理组织断面图。进行了ESD（endoscopic submucosal dissection）。上方是口侧的切片，下侧是肛侧的切片。最终诊断是0-IIc，10mm×8mm，pT1a（M），tub1＞tub2，UL0，Ly0，V0，pHM0，pVM0。管状腺癌几乎累及黏膜全层。

的绝佳时期。

目标部位是贲门部至胃上部的前壁。拍摄前像之后恢复水平位，从俯卧位开始向左侧卧位方向旋转，拍仰卧位正位像一次。接着，右转至胃侧贲门部后壁侧出现程度较轻的俯卧位

第一斜位（20°~30°），床角度为30°的半卧位拍摄。

7）右侧卧位双重造影图像（**图1f，图2h**）

目标部位是以贲门部小弯为中心的前后壁。从俯卧位向左侧卧位方向旋转，在仰卧位静止

之后，取右侧卧位拍摄。

以胃入口部位于胃上部中央的角度，或胃体部后壁边缘线与十二指肠球部相接的角度为标准。有时轻轻一呼气就能拍出伸展良好的图像。**图5**描述的是综合体检发现的癌的病例。

8）半卧位双重造影第2斜位像（**图2i**）

目标部位是从贲门部到胃体上部的后壁。拍摄右侧卧位双重造影图像之后进行从仰卧位到左侧卧位，从左侧卧位向右侧卧位的体位变换。接着把床调到30°的半卧位，慢慢地返回第二斜位来成像。在左右互相交换时调整床的角度，能改变钡剂的流动方式。

9）仰卧位双重造影第二斜位像（**图1g，图2j**）

既往被称为中分像。目标部位是以胃体中上部为中心的后壁。在水平位进行左右相互交换然后成仰卧位正位之后，再恢复到第二斜位（约20°）进行摄影。左右相互交换之际，从右侧卧位开始慢慢地变为仰卧位，能在透视下观察到钡剂从胃中部开始向胃上部侧大面积流动。

10）立位双重造影第一斜位像（**图1h，图2k**）

目标部位是胃上部的大弯。拍摄前面图像后变换为左侧卧位。把床立起，在透视下观察在大弯后壁附近流动的钡剂，将十二指肠球部调节到与胃体部不重叠的第一斜位进行摄影。

3. 标准成像方法、任意成像方法和追加成像方法

已经论述了为了满足影像的精度管理的要求而出现的标准成像方法是继承了新·成像方法的设计思想。由于两者均考虑到了在检查时的活用，即假定不使用解痉剂的检查环境。造影剂的选择方面和成像的方法与造影剂标准相比标准成像方法更严密。这是因为X线检查画质主要被成像技术和成像装置还有造影剂这3个因素所左右，通过把成像技术标准化，能成为维持和研究其他2个因素对图像精度的影响的基础。

可是，针对标准成像方法必须要更多地从根本上去理解。这是在摄影手法的偏差最终导致画质的偏差这一经验性事实的基础上构建的摄影方法。这也与有意避免提及区别就诊者的体型和胃的形状的摄影手法是相通的。一般像技术论有技术分支过多的倾向。事实上，即使沟通者正确地表达了，而且接受者也认为正确理解了，但是如果看结果，也不止一次地经历过没有正确传达的情况。参与成像方法的设计的人们，也是在这样的想法的基础上根据解痉剂的有无导致画质的差异，以及探索是否有适合不同胃的形状的个体化技术的可能性，并记下来具体要怎样实现。总而言之，通过多次重复基础的技术，在稳定画质这一长期战略的基础上整理出来的就是标准成像方法。

综上所述，定义了标准成像方法是"以提高X线检查的精度为目的，把钡剂和去泡剂的种类和量以及成像顺序和成像体位标准化的方法"。另一方面，"以医疗机构或者是摄影者各自的想法为基础所采用的成像方法或作为非标准成像方法的拍摄像"被称为任意成像方法或者是任意成像。这其中包括使用与标准成像法不同的手法进行的成像法，以及应用的或高级的成像手法。另外，与标准成像法和任意成像法不同，"以更明确地表示X线所见为目的而进行的成像法"被称为追加成像法。

双垫肩·向左技术

在笔者所在机构的设施中，把标准成像方法2作为全面体检和职工体检的成像方法，成像基本由诊疗放射线技师负责。关于编入任意成像照片是没有限制的，对意识到有异常像的时候追加成像张数也没有限制。关于压迫用的棉垫，除了针对肥胖的受诊者用厚的，瘦的用薄的以外，使用习惯使用的棉垫。当然根据拍摄者不同虽然能看出透视观察技术和拍摄技术的差别，但感觉通过标准成像法能得到必要的最低限度的画质。另外负责检查时，由作为拍摄者的技师来读片，并记录读片报告。医生填写X线诊断报告。

在这种情况下，出现了俯卧位双重造影正

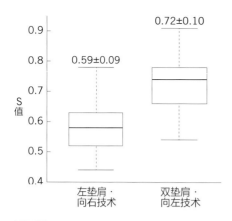

图6 在俯卧位双重造影正位像中左垫肩·向右技术和双垫肩·向左技术的S值的比较（各17例）。以双垫肩·向左技术成像的，胃体中下部前壁的黏膜面与椎骨不重叠作为双重造影区域所出现的面积更大（t检验，*P*=0.0002）

位相（头低位）的画质的问题。与俯卧位双重造影第二斜位像的区别很模糊，从目标部位的胃体中部到幽门前部的前壁的黏膜面无法和检查仪器平行，由于黏膜面和椎骨重叠的面积增大导致黏膜面的读片有时很困难。

如果观看拍摄情景，能发现以下问题。拍摄者确实是保持正面位不变的情况下进行了反倾斜，但是在几乎所有的拍摄图像中，脊柱不是笔直地沿着图像的长轴方向，而是胸椎侧向左侧，腰椎侧向右侧倾斜。如果从足侧观察，虽然说是正位，但右上半身有微微上举的倾向。并且如果对受诊者说调整体位角度，其很容易过度地向第一斜位方向倾斜。

以以上的观察为基础，把只在左肩装着垫肩左脸颊紧贴床这一成像技术（以下称为"左垫肩·向右技术"），变更为在双肩放上垫肩把脸朝左的技术（以下称为"双垫肩·向左技术"）。利用了人的身体在自然状态下容易与脸向同一方向倾斜，而不容易向相反方向倾斜这一点。其结果，在俯卧水平位中脊柱大约是笔直的，能确认是正位或仅左上半身稍微向上抬起成第一斜位。即使是头低位，由于双肩装着垫肩，抑制了体轴的倾斜。另外，通过脸向左，

维持正位或轻微的第一斜位的体位角度。

本影像的双重造影区域中，把在椎体的左侧被表出的同区域的比例（以下称为"S值"）作为评价指标，比较以往（左垫肩·向右技术）组17例和双垫肩·向左技术组17例的S值，结果如**图6**所示。左垫肩·向右技术组的S值是0.59±0.09，双垫肩·向左技术群是0.72±0.10。F检验提示两组数据方差齐（*P*=0.5436），t检验提示存在显著差异（*P*=0.0002），说明胃体中下部前壁的黏膜面与椎骨不重叠，作为双重造影区域所出现的面积符合正态分布，其中双垫肩·向左技术组能更容易显示更大面积的双重造影区域出现。另外，胃前壁的黏膜面在大约与检查仪器平行的状态下容易被表现出来，与之不同的，从前庭部的幽门前部前壁的黏膜面容易与椎骨重叠，由于残留的钡剂而被覆盖的面积有变大的倾向。

在掌握了以上的特征之后，决定把2016年6月作为过渡期，在7月之后在所有的成像例中都应用了本技术。选取前后接受X线造影检查出的150例作为研究对象，2个月间的平均S值变化如**图7**所示。利用本技术后，原本在0.6左右的S值提高为0.7左右。

读片标准

由于成像和读片两者的精度能左右胃癌X线检查的精度，因此像把标准成像方法作为影像精度管理的基础那样，在读片中也需要作为读片精度管理基础的共同的读片标准。

对于胃癌X线检查的筛查的着眼点是癌的筛查，这一点几乎没有异议。这成为一般观念的最大理由是，胃的恶性肿瘤的大部分是胃癌，与胃癌的临床病理诊断学的发展也不无关系。即能确立从X线造影图像立体地读出肉眼形态的方法，主要取决于前辈临床学家们通过X线造影图像和肉眼形象以及病理组织像的比较和对比分析和以中村（恭）为首的临床病理家在把胃癌组织发生作为基础的临床诊断的基本概

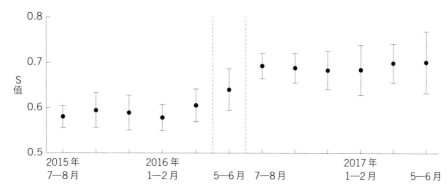

图7 俯卧位双重造影正面位像中双垫肩·向左技术应用前后的S值的历时的变化。显示了每2个月的平均S值的变化。误差线条是95％可信区间。本技术应用后，S值飞跃性地提高，并稳定保持

念方面所做出的贡献。

可是，考虑具体的读片标准的时候，胃癌的肉眼表现和X线造影图像，癌的特征性所见与正常像和良性病变是相似的。用一句话概括，异常发现并不一定是胃癌。也就是说，即使把焦点集中在胃癌的肉眼形态上（同样也是胃癌），除了向深部胃壁的浸润，提示明显的进展期癌以外，那些停留在到黏膜下层浸润的浅表性癌和停留在黏膜的黏膜内癌表现是各种各样的。另外，在日常中遇到胃癌以外的胃病变的概率更高。

那么，归根结底胃癌的特征性所见到底是什么呢？另外，怎样才能构筑能对应所有的胃病变以及X线造影图像中胃癌X线检查的读片标准呢？

1. 与正常像在形态上的差异及其程度

基于上述内容，为了维持和提高读片的精度的读片标准，即成为胃癌的筛查指南，而且也是为了构建正常良性病变和恶性病变鉴别指南的唯一良策。

那就是：①解读所见，综合并分类形态世界的解读工作。②区别正常和异常，良性和恶性，或者是上皮性和非上皮性，肿瘤性和非肿瘤性这一性质的判定操作（**图8**）。在此基础上，找出不仅仅是在胃癌，包括在来自正常的良性

病变在内的所有胃病变中共通的指标，并将其作为类推恶性病变和良性病变确切性的形态上的尺度。只有这样，才能够构筑可以对应胃癌和胃癌以外的所有胃病变的读片标准。

在马场等的著作中，所有的胃病变以及由此产生的观察结果中共通的形态上的尺度是肉眼的异型度，将以此为基础展开的读影思考定位为肉眼的异型度的概念。总而言之，把"与正常像在形态上存在差别"定义为肉眼的异型度，把"与正常像在形态上相差悬殊的程度"定义为肉眼的异型程度，并将其作为判定良性、恶性的基础结论。

为了把本概念纳入胃癌X线检查的读片标准，①在正常像中找到标准，②根据与正常像形态上差异把异常像分类为数组，③将该类别结果与以良性恶性为首的异常质量相对应。在这个时候，应该根据从组织构建来看的胃癌临床诊断的肉眼指标（**表1**），并广泛采纳意见，总结出肉眼异型度分类。

2. 肉眼以及异型这一词的意思

笔者等把切除标本中的观察结果称为肉眼观察结果，把X线图像中的观察结果称为X线观察结果。虽然有时从正常的距离或者在近处看X线影像，偶尔也会拿出放大镜观察更细微的纹理，但不是像看病理组织标本时那样使用

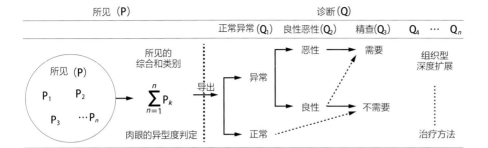

所见（P）		诊断（Q）					
		正常异常（Q₁）	良性恶性（Q₂）	精查（Q₃）	Q₄	…	Qₙ

图8 与发现（形态世界）和诊断（质的世界）的区别相关。所谓肉眼异型度的判定是指，对在形态世界中的读取所见（P₁…Pₙ），进行综合归纳。然后，所谓诊断（Q₁…Qₙ）是指附加与肉眼异型度的分类结果对应的信息

表1 从组织结构看的胃癌临床诊断的肉眼指标

1.表面形态（源自黏膜的组织结构）

　1）面

　2）轮廓　　　　　　　　　　包括黏膜皱襞的异常

2.深部形态（源自黏膜下的组织结构）

　1）壁肥厚

　2）壁硬化

〔馬場保昌，他. 発見例100例にみる胃癌X線診断の究極. ベクトル・コア，p7，2016より一部改変して転載〕

显微镜。因为切除标本和 X 线影像都是用裸眼观察，所以肉眼所见和 X 线所见结合起来都被称为肉眼所见。总而言之，与用放大镜观察病理组织标本时和通过显微镜镜检时的病理组织学所见有对照关系的就是肉眼所见。通过这种称呼，我们可以将肉眼所见、X 线所见、放大镜所见和病理组织学所见大致分为肉眼所见和病理组织学所见两大类。在"肉眼"这个词后加上"的"的目的就在这里。

另外，异型这个词的意思范围还包括了形态和所见的异常。因此，"与正常图像相比形态上相去甚远的状态"，即异形或异型或一般使用的异常所见这一词是适用的。相反，如果把正常这一性质用形态世界的语言来表达，"或者与正常像在形态上没有差别，或者即使有也很少"，总而言之，笔者认为定形或者是定型

这一词最适合。

非典型是指在一般所谓的异常发现，定型是指与正常发现物在相同意义的范围内的词。另外，在非典型（异常发现物）有形的范围，在定型（正常发现物）也有一定的范围。言之再三，通过把在形态世界中非典型的程度分类成数个，与正常、异常和良性、恶性这一相对应的考虑方式就是宏观的非典型度的概念。

3. 相似性与异型性之间的关系

迄今为止，胃癌的 X 线诊断是从 X 线所见中寻求其根据，从胃癌特征性像的相似性及其病理组织像中寻求依据。

另外，胃癌 X 线诊断中关于正常异常和良性、恶性的判定也是一样。譬如说，以胃癌影像作为标准在读片中活用。另一方面，迄今为止，所论述的肉眼异型度理论是由于把正常像作为标准因此才有特征描述，所以容易发现两种理论似乎是完全相反的想法。但是，迄今为止，所熟悉的"着眼于相似性的读片理论"和"着眼于异型度的读片理论"之间不过是论证的形式表现的不同，在从 X 线造影所见引导诊断的导出步骤没有差异（**图9**）。

在胃癌 X 线检查的读片标准中纳入肉眼异型度理论，意味着建立一个全国共通的框架，即用相同的尺度对异常图像进行分类。通过这样做，能减少读片判断的偏差。正因为有共通的框架，所以即使是在还不清楚确切结果的读

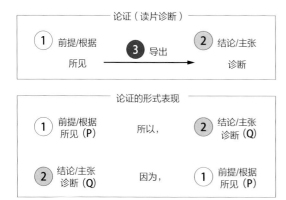

论证（读片诊断）

① 前提/根据
所见

③ 导出 →

② 结论/主张
诊断

论证的形式表现

① 前提/根据
所见（P）

所以，

② 结论/主张
诊断（Q）

② 结论/主张
诊断（Q）

因为，

① 前提/根据
所见（P）

图9 读片中的所见和诊断的关系。着眼于异型度的读片理论是在论证的过程中是"所以"的形式。着眼于相似性的读片理论是"因为"的形式。两者都是从所见去引导诊断

片时候，也可以对自己或者是他人的读片进行精度评价，另外通过追踪调查在判明真正结果的时候也可以一边比照读片标准，一边能够冷静地审视自身的读片的正确性或者错误。

总结

概述了胃癌 X 线检查的成像方法和读片标准的现状。

①标准成像方法是指，以提高 X 线检查的精度为目的，对钡剂和去泡剂的种类和量以及摄影顺序和摄影体位进行标准化的方法。

②拍摄俯卧位双重造影正位像（头低位）时，通过"双垫肩·向左技术"能把胃体部前壁用较宽的双重造影图像表现出来。

③所谓肉眼的异型度理论，是指将与正常图像在形态上的偏离程度作为以良性、恶性判定为首的质量诊断的基本观察结果的基本依据。

④通过构建把肉眼异型度理论纳入胃癌 X 线检查的读片标准，能够恰当地评价读片的正确性和错误。

谢辞
在本稿完成之际，向平时一直给予胃X线诊断学指导的医疗法人社团进兴会Oval Court健康诊断诊所的马场保昌院长致以最衷心的感谢。

参考文献
[1]熊倉賢二. 図譜による胃X線診断学. 金原出版，1968.
[2]日本消化器がん検診精度管理評価機構. 胃がんX線検診―新しい基準撮影法マニュアルテキスト第1版. 2009.
[3]日本消化器がん検診学会，胃がん検診精度管理委員会（編）. 新・胃X線撮影法ガイドライン改訂版. 医学書院，2011.
[4]木村俊雄，吉田諭史，馬場保昌. 胃がん検診における直接X線検査の基準化. 日消がん検診誌 46: 177–188，2008.
[5]馬場保昌，吉田諭史. 発見例100例にみる胃癌X線診断の究極. ベクトル・コア，2016.
[6]馬場保昌（編），佐藤清二，富樫聖子，坂東孝一，他. 馬場塾の最新胃X線検査法. 医学書院，2001.
[7]熊倉賢二. 二重造影法の手ほどき―とくに仰臥位二重造影法について. 胃と腸 4: 915–920，1969.
[8]熊倉賢二，丸山雅一，染矢内記. 胃前壁のうつし方. 胃と腸 3: 873–881，1968.
[9]西俣寛人，政信太郎，西俣嘉人，他. 噴門部陥凹型早期胃癌の見つけ出し診断―X線診断の立場から. 胃と腸 24: 33–43，1989.
[10]富松久信，馬場保昌，清水宏，他. 噴門部早期胃癌の内視鏡および臨床病理学的検討. Gastroenterol Endosc 35: 33–43，1993.
[11]岡部治弥，広内一孝，吉田隆亮，他. 二重造影の技術，診断上の利点および弱点について. 胃と腸 1: 25–34，1966.
[12]熊倉賢二，杉野吉則，馬場保昌. 胃X線診断学―検査編. 金原出版，1992.
[13]馬場保昌，杉山憲義，丸山雅一，他. 陥凹性早期胃癌のX線所見と病変組織所見の比較. 胃と腸 10: 37–49，1975.
[14]中村恭一: 胃癌の構造，第3版. 医学書院，2005.
[15]市川平三郎，吉田祐司. 胃X線診断の考え方と進め方. 医学書院，1986.
[16]中原慶太（編）. これなら見逃さない！ 胃X線読影法虎の巻. 羊土社，2015.

Summary

Standard Imaging Method and Interpretation of X–ray Images for Gastric Cancer Screening

Toshifumi Yoshida[1], Yuki Sunou, Yoshinori Sugino, Yujiro Nakamura[2], Nagamu Inoue[1], Kazuhiro Kashiwagi, Takashi Seino, Rieko Bessho, Yasushi Iwao

Imaging methods for improving the accuracy of X–ray screening for gastric cancer are presently gaining popularity throughout Japan, and imaging procedures and postures require standardization. To further improve the quality of the standard double–contrast frontal view images in the abdominal position with head down tilt, our center uses the "technique of using two shoulder pads and facing left".

While the accuracy of the examination depends on the

interpretation of the radiographic images, presently, there are no frameworks or standard rules for judging image interpretation. The clinical classification of visual atypia as reported by Baba et al. is a basic finding that helps determine benign and malignant lesions. It also serves as a guideline to determine benign and malignant lesions on X-ray screening for gastric cancer.

[1]Center for Preventive Medicine, Keio University Hospital, Tokyo.

[2]Department of Radiation Technology, Keio University Hospital, Tokyo.

胃 X 线造影：精查（去泡剂法）

——胃 X 线检查的守 · 破 · 离

中原 庆太 [1]

水町 寿伸

高木 优 [2]

加藤 宏章

田村 涼

宮本 康平

森 一宏

中尾 兴治

石本 裕二

宮崎 武士

森田 秀祐

高宮 纮士

前川 进

摘要 ● 在迄今为止的胃X线检查中，筛查和精密检查的立场是存在偏离的。因此，有必要设定两者共同的目标，使成像和读片的技能同步，同时提高检查的精度。另外，检查过程中存在着被检者因素、环境因素、检查方的硬件因素和软件因素，由于这些因素的影响，会产生难易度的差异。为了减少因难易度不同引起的检查精度的偏差，重点是坚持在日本的武士道和传统艺能等领域中师徒关系和技术的传承"守 · 破 · 离"的理想状态。因此笔者们综合上述经验，作为胃X线检查的阶段性技能掌握指南，构造了胃X线成像方法和读片法"虎之卷"，并在这里论述概要。

关键词 守 · 破 · 离 胃 X 线检查的阶段性技能掌握指南 成像和读片

[1] 公益財団法人佐賀県健康づくり財団
〒 840–0054 佐賀市水ヶ江 1 丁目 12–10 佐賀メディカルセンタービル内
[2] はぜの木会 · 六角会（胃 X 線勉強会）

简介

笔者们从 2000 年的时候开始定期地举行以提高胃 X 线检查精度提高的地区学习会。学习会是以胃癌的病例讨论作为中心，在进行小讲义和实用操作指导的同时，也对胃 X 线检查的各种问题点和后辈的培养等进行了不断研究。近年，作为在胃 X 线检查的成像和读片中阶段性的技能掌握指南，构筑了胃 X 线成像方法"虎之卷"和胃 X 线读片法"虎之卷"，在这里想介绍一下概要。

迄今为止的胃X线检查的反省点

在迄今为止的胃 X 线检查中，筛查和精密检查的立场是有偏差的，特别是在胃癌 X 线检查的场合，成像是技师、读片是医师这样各自分担任务，由于要求多人处理，所以技师的成像容易变得幼稚拙劣并且杂乱无章，医生也变得"只要筛查出病变就好"这样随随便便的读片，导致了影像精度和诊断精度的低下。

另一方面，在精密检查的领域，过于追求复杂程度高的成像技术和正确的诊断能力，导致仅限定在一部分机构中以及成为个人的名家的技艺、良好的检查精度还没有普及，这是需要反省的地方。为了继承和发展在日本所确立的传统的胃 X 线诊断学，缩小上述立场上的背离是关键。

目标病变
胃癌（上皮性恶性肿瘤）
诊断目标
准确地诊断胃癌
精度指标：胃癌的六角形和X线的异型度
影像目标
充分地表现胃癌
精度指标：病变表现度和目标部位的三角

图1 胃X线检查的目标和精度指标
〔中原慶太，他（編）. 胃癌をしっかり表そう！胃X線撮影法—虎の巻. 羊土社，2019を参考に作成〕

表1 X线的异型度的判定

无法判定	发现诊断和性质的诊断存在困难
轻度	推断是良性疾病
中等度	有恶性疾病的可能性（相当于早期胃癌等）
明显	推定是恶性疾病（相当于晚期胃癌等）

〔中原慶太，他（編）. 胃癌をしっかり表そう！胃X線撮影法—虎の巻. 羊土社，2019を参考に作成〕

表2 病变表现度的判定

病变表现度A：清晰、纤细	从病变的大致发现到细微的发现基本可以清晰、细腻地表现
病变表现度B：一部分不清晰	虽然病变的大致发现基本清晰，但细微的发现的表现不清晰
病变表现度C：不清晰	病变的大致发现以及细微的发现均表现不清晰
病变表现度D：没有显示	病变基本没有显示出来

〔中原慶太，他（編）. 胃癌をしっかり表そう！胃X線撮影法—虎の巻. 羊土社，2019を参考に作成〕

"虎之卷"的要点

1. 设定胃X线检查的目标

远大的抱负是"为被检者做最好的胃X线检查"。

把在胃X线检查中共同的"目标病变"设为上皮性恶性肿瘤的"胃癌"，把"诊断目标"设为"准确地诊断胃癌"。并且把为了达成诊断目标所必要的"影像目标"设定为"充分地表现胃癌"（**图1**）。本来，成像和读片是表里一体的，所以需要成像和读片的技能同步去提高检查的精度。

2. 对精度管理有用的诊断精度和影像精度的指标的设定

迄今为止，还没有确立在胃X线检查的精度管理中有用的指标。因此在这里，作为诊断精度的指标，设定了"胃癌的六角形"和"X线的异型度"（**图1**）。

"胃癌的六角形"指的是在中村等所提出的胃癌的三角（①部位、②肉眼型、③组织型）的概念上，加上④大小、⑤合并溃疡、⑥深度的6个项目。最终，对所有这些进行正确诊断，将有助于对受检者进行适当治疗。

另外，面对针对各种各样的病变的良性、恶性判定时，采用了在临床和病理相通的马场等的"肉眼异型度"的概念。肉眼异型度是指与正常形态相差的程度，肉眼相差越明显，越倾向诊断为恶性病变。模态是X线检查的时候，病变的"X线的异型度"可以成为良性、恶性判定的根据（**表1**）。

并且作为影像精度的指标，设定了"病变表现度"和"目标部位的三角"（**图1**）。

"病变表现度"是指，病变的本来的肉眼形态在X线上能怎样清晰忠实地表现出来的指标。在胃癌中通过与术后切除标本肉眼观察的比较对比，进行4个阶段的评价（**表2**）。表现度为A、B越是良好，越能判定X线的异型度，从而实现正确的诊断。表现度为C、D越差，异型度的判定就会变得越困难，这也是出假阴性、假阳性的主要原因，因此需要提高成像技术。

"目标部位的三角"是指着眼于各成像体位目标部位的盲点，由①清晰度、②广度、③角度这3个因素构成，分别进行①好、②一般、③差3个阶段的评价。在"目标部位的三角""好"越多，病变表现度越容易变得良好。当其中一个是"差"的时候，目标部位的盲点较多，因此就成为病变的表现不好的主要原因。如果在读片前后比较和讨论这些指标，对精度管理是

表3 "守·破·离"的概念

守：准确地掌握"型"的阶段

破：应用发展"型"的阶段

离：创造和确立独有的新事物的阶段

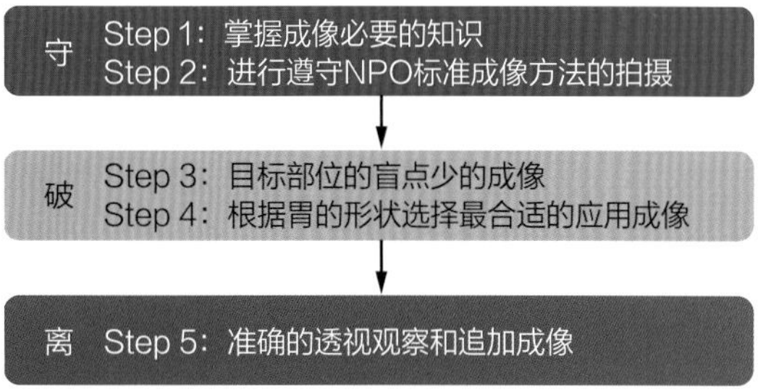

守	Step 1: 掌握成像必要的知识 Step 2: 进行遵守NPO标准成像方法的拍摄
破	Step 3: 目标部位的盲点少的成像 Step 4: 根据胃的形状选择最合适的应用成像
离	Step 5: 准确的透视观察和追加成像

图2 胃X线读片法"虎之卷"：逐步掌握成像技术的指南

〔中原慶太，他（编）．胃癌をしっかり表そう！　胃X線撮影法—虎の卷．羊土社，2019を参考に作成〕

有用的。

3. 考虑介于胃X线检查流程中的难易度

胃X线检查流程中，直到获得结果的影像，存在各种各样的因素（被检者因素、环境因素、检查的硬件因素和软件因素）。把检查的难易度设为"得到良好的影像和诊断的困难度"的时候，由于各个因素的不同会产生难易度的差异。

在被检者因素中，由于身体因素、胃因素、病变因素的不同，有不同的难易度，但由于这些是不确定因素，因此只能通过检查的硬件因素和软件因素来克服。

因此，硬件因素（使用的成像装置和造影剂、监视器等）要选择最好的，在最合适的状态下使用。另外，软件因素（拍摄者的技能掌握）是按照难易度从低到高顺序排列的。

4. 应用守·破·离的概念

在日本的武士道和传统艺能等领域中师徒关系和技术传承有理想状态的"守·破·离"这一概念，把个人的技术用3个层次来表示（表3）。每个技术都是弟子从师傅那里传承，在守·破·离的反复中不断进步。

另外，这个规范的形式还有"型"。技术掌握的起始是"守"，首先要彻底地记住师傅的"型"，也就是确实地掌握"基础"。因为通过对"型"的体会，就有了对很多现象的"应用"的基础。这个基础和基础还不充分的时候，想怎么做就怎么做，这只是一种自以为是的做法，在此基础上提高技术就变得很困难。胃X线检查也是没有基础就没有应用。

5. 共通技能的基础设置和逐步进阶的方式

成像的关键是，筛查要更精密，精密检查要更简便。迄今为止，虽然都是胃X线检查，但往往存在成像设备和成像技术、步骤等不同，所以要把这些尽可能同质化。对于读片无论是医生、技师、新手、老手都把基本共通的读片法作为根基，这样就容易掌握一定水平以上的技能。最终综合前述事项，形成各自的技能，掌握阶段性逐步提高的方式。

胃X线成像方法"虎之卷"的概要（图2）

1. 守：掌握作为成像的基础的基本技术的阶段
Step 1: 掌握成像必要的知识。

在进行检查之前，首先要了解成像所必需的胃X线检查流程中的各种因素的知识。这涉及被检者因素、硬件因素和软件因素的相关知识，从基础知识到专业的、最新的知识等多方面的知识。

Step 2: 进行遵守NPO标准成像方法的拍摄。

实践的要点是掌握"型"。在成像中"型"是指由NPO法人日本消化器官癌症检查精度管理评价机构所提出的NPO标准成像方法。详细在其他地方待述，在NPO标准成像方法中集结了前辈们很多的知识和经验，能在更好的条件下领会简便的有效率的基础技术（表4）。

表4 NPO标准成像方法的前提条件

①钡剂	高浓度低黏性粉末制剂，浓度200%~230%W/V，150mL
②空气	去泡剂5.0g，同约20mL的水或者是钡剂口服
③体位变换	把右转旋变换法作为主体，随时实施左右旋转变换法
④体位和顺序	双重造影主要为8~10个体位，以后壁→前壁→上部的顺序成像
⑤技术的功夫	在前壁成像中，必须实施安全对策和使用气垫

〔中原慶太，他（编）．胃癌をしっかり表そう！胃X線撮影法—虎の卷．羊土社，2019を参考に作成〕

表5 使目标部位的三角成最适合的状态的三大技巧

目标部位的三角	三大技巧	主要的应用技术
①清晰度	构图	搅拌法 头低位体位变法
②广度	保持	钡剂流出防止法 钡剂残留防止法
③角度	定位	屈曲缓和法 毛巾海苔卷法

表6 参考精密检查技术的追加成像技术的示例

①改变钡剂的厚度	双重造影第Ⅰ法 ↕双重造影第Ⅱ法
②改变空气量	空气少量 ↕空气多量
③改变成像角度	病变的正位像 ↕病变的侧位像
④改变成像方法	双重造影法 ↕压迫法

〔中原慶太，他（编）．胃癌をしっかり表そう！胃X線撮影法—虎の卷．羊土社，2019を参考に作成〕

2. 破：掌握消除在成像中发生的问题点的应用技术的阶段
Step 3：目标部位的盲点少的成像。

即使按照顺序进行 NPO 标准成像方法，也会有得不到良好的影像精度的时候。为此一边运用3大技巧（**表5**①构图、②保持、③定位），一边把目标部位的三角都能有良好的影像精度作为目标。

Step4：根据胃的形状选择最合适的应用成像。

针对成像难易度更高的"胃的形状"也必须要随机应变。笔者们提出了基于双重造影法的新胃的形状分类，设定了成像难易度等级。比如，与钩状胃相比下垂胃容易发现钡剂流失，应用防止钡剂流失的技术是有用的。还有在难易度水平高的横胃的前壁的成像，推荐掌握毛巾海苔卷法〔详细请参照文献1〕。

3. 离：掌握针对病变的高度的应用技术的最终阶段
Step5：准确的透视观察和追加成像。

X线的非典型像是多样的，并非全部是病变或恶性疾病。另外，凹凸变化轻微的早期胃癌是不容易清晰地显示的。无论怎样的对象，为了提高"病变绘出度"，对成像技术者来说是需要熟练运用在透视观察中找出病变的"眼"和表示病变的"腕"。想要在动的影像中注意到病变，必须在平时多锻炼针对静止影像的读片能力。另外，精密检查针对病变的追加成像技术的参考，推荐使用笔者们开发的 NPO 标准成像方法的简易精查法为基础的应用技术（**表6**）。

胃X线读片法"虎之卷"的概要（图3）

1. 守：掌握基础的读片能力的阶段
Step1：掌握读片必要的知识。

关于读片，不仅要掌握胃癌相关的知识，还必须要掌握与胃癌鉴别所需的各种疾病和最新的进度等。

Step2：遵守标准读片法的读片。

迄今为止，读片是依靠医生的个人钻研，不存在相当于作为摄影"模板"的NPO标准成像方法的标准的读片法。因为地域和设施、个

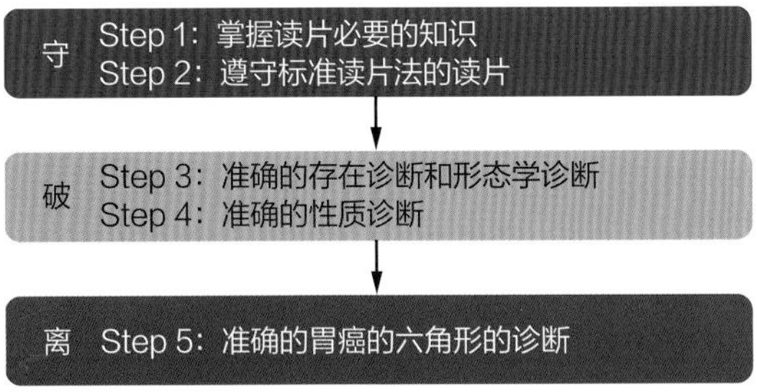

守	Step 1：掌握读片必要的知识 Step 2：遵守标准读片法的读片
破	Step 3：准确的存在诊断和形态学诊断 Step 4：准确的性质诊断
离	Step 5：准确的胃癌的六角形的诊断

图3 胃X线读片法"虎之卷"：阶段性的读片能力掌握的指南

〔中原庆太（编）．これなら见逃さない！胃X线读影法—虎の卷．羊土社，2015を参考に作成〕

表7 有关在标准读片法中存在诊断的着眼点和其异常像的汇总

着眼的部位和顺序	对应的异常像的基本形状	
	1）整体	2）局部
①胃的轮廓	胃的形状的异常像	边缘线的异常像 （凹陷像、隆起像）
②胃的皱襞	胃体部皱襞的异常像	皱襞集中像
③胃的黏膜面	胃局部的异常像	花纹的异常像 凹凸的异常像 （积存像、弹出像）

〔中原庆太，他（编）．胃癌をしっかり表そう！胃X线撮影法—虎の卷．羊土社，2019を参考に作成〕

表8 读片者的读片能力把握的要点

读片者的读片能力	主要影像诊断结果	反映读片能力的指标
①认知力	发现诊断和描述诊断	病变表现度的对错
②分析力	质的诊断和量的诊断	X线的异型度的对错

人的不同，读片方法和读片能力也是参差不一的。

在这里，笔者们提出了与NPO标准成像方法相同概念的标准读片法。通过遵守了标准读片法的读片，能保证最低限度的读片的质量（**表7**）。另外近年来，推荐成像技师的辅助读片，医生和技师也通过使用相同的标准读片法共享问题，有助于精度管理和读片教育。今后，期待标准读片法的全国性标准化。

2. 破：消除在读片中发生的问题点的阶段
Step 3：准确的存在诊断和形态学诊断。

与成像相同，即使按照顺序进行标准读片法，也有得不到正确诊断的时候。病变从容易知道到难以知道的是多样的，存在读片的难易度。因此，"破"是必须要对每个病例重新评估讨论，要把握为什么会搞错，必须采取对策。

读片者的读片能力有①认知力和②分析力2个，理论上是如果①认知力低，②分析力也会低下，哪一个都是越高越能做出正确的诊断（**表8**）。

Step 4：准确的性质诊断。

今后的胃癌X线检查的目标是以达到定性诊断判定良性、恶性的水平。②分析力是指，识别的发现是什么，能够多大程度上正确地分析是病变组织结构的能力，主要影响最终的质的诊断和量的诊断。最理想的影像诊断是不过分依赖个人的印象以及感觉和经验，要合乎逻辑地进行。通过"X线的非典型度"判断的对

错大概能够把握每个读片者的②分析力。对比的结果是尽管病变表现良好，但是仍有非典型度判定错误的时候，因此要进行提高②分析力的锻炼。

3. 离：掌握对胃癌的高级别读片能力的最终阶段
Step 5：准确的胃癌的六角形的诊断。

特别是精密检查所必需的水平，但经常能把胃癌的六角形都正确地诊断出来并不是容易的事情。为了综合提高检查精度，只能以迄今为止日本的前辈们的研究结果为核心慢慢积累，自我钻研。

病例

[**病例1**] 胃癌X线检查发现病例。60岁男性。

在本机构通过NPO标准成像方法的仰卧位正位双重造影图像（I.I.DR）（**图4a**）。胃的形状判定是成像难度高的横胃·瀑状屈曲型。其前壁成像是，使用了毛巾海苔卷法的结果，俯卧位双重造影图像的目标部位的三角大致都

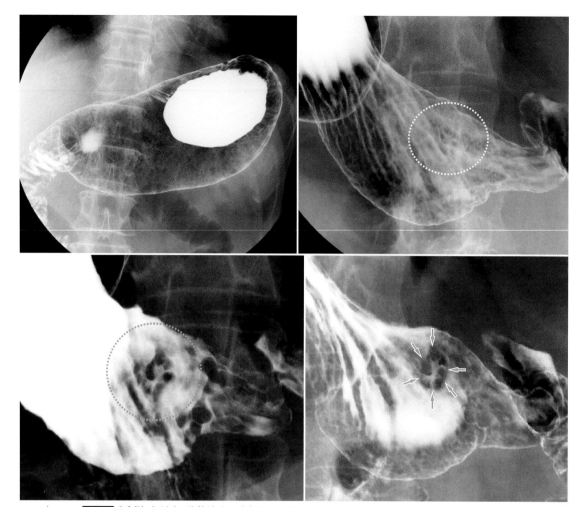

a	b
c	d

图4 ［病例1］胃癌X线体检发现病例的胃X线表现

a 仰卧位正面双重造影图像。遵守了NPO标准成像方法的成像，胃的形状是横胃·瀑状屈曲型，是成像难易度高的胃的形状。

b 俯卧位正面双重造影图像。通过毛巾海苔卷法的前壁成像，目标部位的三角大致是"好"的状态。但是，胃前庭部前壁的异常像（黄圈部），由于与椎骨重叠导致显示不清晰。

c 追加成像1（俯卧位压迫像）。成像技师在透视观察中发现这个异常像，通过利用毛巾的俯卧位压迫法确认了病变的存在（蓝圈部）。

d 追加成像2（钡剂流出的双重造影第Ⅱ法）。通过把病变的位置从椎骨错开空气量少的像，能更清晰地显示较浅的积存像（蓝色箭头）。

〔中原慶太，他（編）．胃癌をしっかり表そう！胃X線撮影法—虎の巻．羊土社，2019より転載〕

是"好"（**图4b**）。虽然观察到胃前庭部有异常像（黄圈部），但由于与椎骨重叠，导致显示不清晰。

可是，掌握了标准读片法的成像技师在透视观察中注意到这个异常情况，实施了追加成像。通过俯卧位压迫法确认了病变的存在（**图4c**，蓝圈部），在钡剂流出的双重造影第Ⅱ法是更明确地显示较浅的积存像（**图4d**，蓝色箭头）。以标准读片法为基础考虑为X线的异型度是中度，诊断为0-Ⅱc型早期胃癌（分化型）并且表明需要做精密检查。

与从其他机构所得的宏观·微观表现相对比后判定病变表现度A（清晰、纤细），X线的异型度是中等度（**图5**）。胃癌的六角

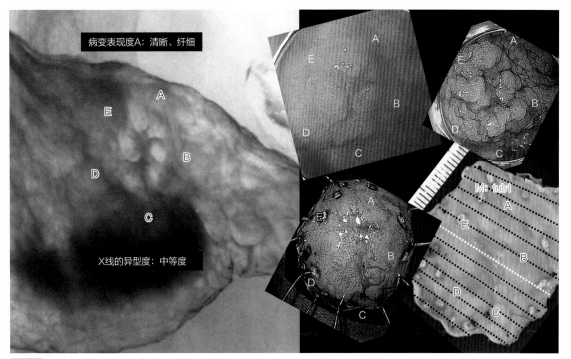

图5 [病例1]比较对比的结果，A~E分别各自对应，判定病变表现度为A（清晰·纤细），X线的异型度为中等度

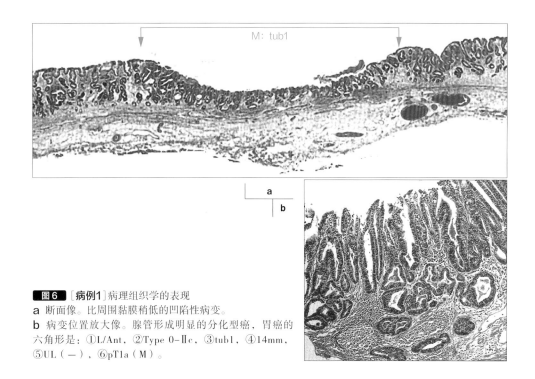

图6 [病例1]病理组织学的表现
a 断面像。比周围黏膜稍低的凹陷性病变。
b 病变位置放大像。腺管形成明显的分化型癌，胃癌的六角形是：①L/Ant，②Type 0-Ⅱc，③tub1，④14mm，⑤UL（－），⑥pT1a（M）。

形：① L/Ant，② Type 0-Ⅱ c，③ tub1，④ 14mm，⑤ UL（－），⑥ pT1a（M）（**图6**）。虽然该例是行胃癌 X 线检查，但获得了可与精密检查匹敌的影像精度以及诊断精度。

[病例2] 精密检查病例。70 岁男性。通过笔者们的简易精查法仰卧位正面位双重造影

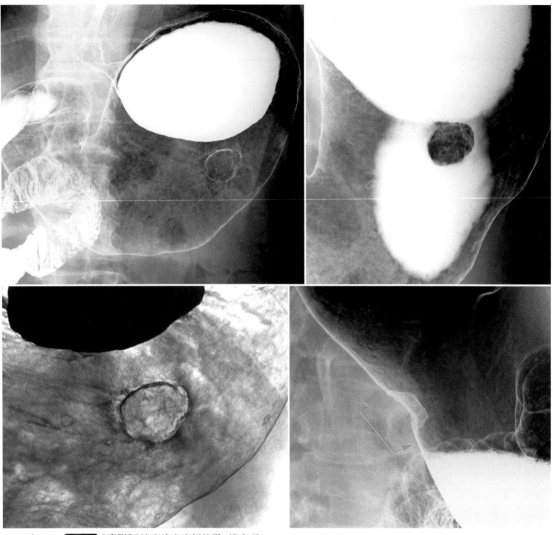

a	b
c	d

图7 ［**病例2**］精密检查病例的胃X线表现

a 仰卧位正面位双重造影图像。通过遵从NPO标准成像方法的简易精查法，清晰地显示了在胃体中部后壁的充盈缺损像。

b 改变了钡剂的厚度的双重造影图像。根据流出加厚的钡剂的像，判断是尺寸高的隆起。

c 病变的放大·正位像。弹出像的分界处，局部差异程度是中等度~明显。

d 改变成像角度的双重造影图像。在病变的切线位图像，发现在边缘伴有直线化的变形（蓝色箭头），推定是SM深部浸润。

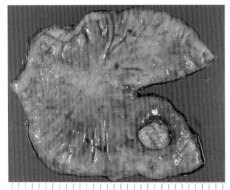

图8 ［**病例2**］切除标本·肉眼表现。施行外科远端胃切除术的新鲜标本。在胃体中部后壁发现有尺寸高的隆起性病变，肉眼是残端阴性

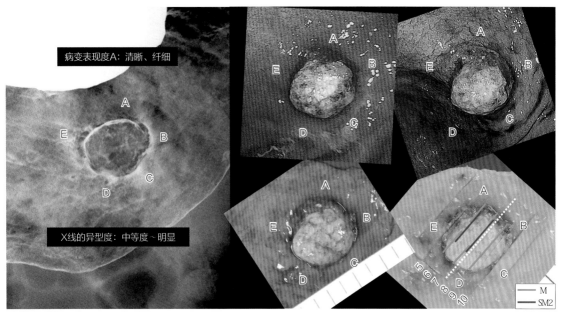

病变表现度A: 清晰、纤细

X线的异型度: 中等度~明显

—— M
—— SM2

图9 ［**病例2**］比较对比的结果，A~E分别各自对应，判定病变发现度为A（清晰、纤细），X线的异型度是中等度~明显

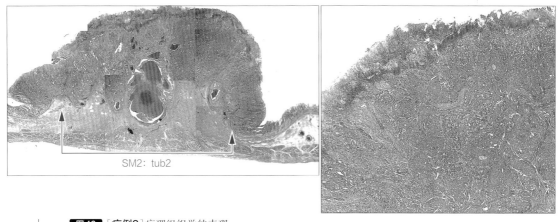

SM2: tub2

a | b

图10 ［**病例2**］病理组织学的表现
a 断面图。比周围黏膜更明显的高隆起性病变。
b 病变部放大像。分化型癌，隆起表层是腺管结构紊乱且SM2浸润。胃癌的六角形是：①M/Post，②Type0-Ⅰ，③tub2，④23mm，⑤UL（－），⑥pT1b（SM2）。

图像（FPD）的目标部位的三角大致都是"好"，在胃体中部后壁清晰地表现出充盈缺损影像（**图7a**）。通过使用流动加厚的钡剂的双重造影法第Ⅱ法，判断是尺寸高的隆起（**图7b**），隆起表面是粗糙的（**图7c**）。并且，在改变成像角度时病变的切线位像发现在边缘有伴有直线化的变形（**图7d**，蓝色箭头）。综合的X线的异型度是中等度~明显，诊断为0-Ⅰ型SM2癌，判断需要进行外科的远端胃切除。

术后的切除标本中肉眼残端阴性（**图8**），比较结果显示病变表现度为A（清晰、纤细），X线的异型度是中等度~明显（**图9**）。胃癌的六角形是：①M/Post，②Type0-Ⅰ，③tub2，④23mm，⑤UL（－），⑥pT1b（SM2）

（**图10**）。虽然这是一个精密检查，但也能像筛查一样简便施行，可以对胃癌进行六角形的准确诊断，并进行恰当的治疗。

总结

在学习胃 X 线检查的技能时，无论是筛查还是精密检查，也不论是医生还是技师，如果能参考本文中所述的"虎之卷"，实在是有幸。

参考文献

[1]中原慶太，水町寿伸（編）．胃癌をしっかり表そう！胃X線撮影法—虎の巻．羊土社，2019.
[2]中原慶太（著）．これなら見逃さない！ 胃X線読影法—虎の巻．羊土社，2015.
[3]馬場保昌（編）．馬場塾の最新胃X線検査法．医学書院，2001.
[4]中村恭一．"胃癌の三角"—場と肉眼型と組織型と．胃と腸　26: 15-25, 1991.
[5]馬場保昌，吉田諭史（編著）．発見例100例にみる胃癌X線診断の究極．ベクトル・コア．2016.
[6]中原慶太．最新・胃X線撮影法の魅力．胃と腸　48: 895-903, 2013.
[7]日本消化器がん検診精度管理評価機構（編）．胃がんX線検診—技術部門テキスト2017年度版．
[8]中原慶太，鶴田修．コンピューター画像処理による臨床画像と切除標本との対比．胃と腸　44: 267-274, 2009.

Summary

Use of Syu・Ha・Ri in Stomach X-ray Examination:
Radiography and Reading Method Study Aids

Keita Nakahara[1,2], Toshinobu Mizumachi,
Yu Takagi[2], Hiroaki Kato,
Ryo Tamura, Kohei Miyamoto,
Kazuhiro Mori, Koji Nakao,
Yuji Ishimoto, Takeshi Miyazaki,
Hidesuke Morita, Hiroshi Takamiya,
Susumu Maekawa

For past stomach X-ray examination, the stance of screening examination and the detailed examination included estrangement.

Therefore, a common arrival target was set to both and inspection precision was increased while synchronizing radiography and the skill of reading.

Test person factor, environmental factor, and hard and soft factor can affect the inspection process, and various degrees of difficulty occur under such influence.

The concept of "Syu, Ha, Ri," which is a way of master and pupil relations and the technical tradition in the Japanese martial arts and field of traditional arts, can reduce discrepancies in inspection precision according to the degree of difficulty.

Radiography and reading method study aids were developed as a graded skill acquirement guidance of stomach radiography.

[1]Saga Health Foundation, Saga, Japan.
[2]Hazenokikai, Rokkakukai（stomach X-ray examination study group）.

胃 X 线精查法（导管注气法）
——成像过程和进行方式

入口 阳介 [1]

小田 丈二

水谷 胜

富野 泰弘

山里 哲郎

依光 展和

园田 隆贺

大岛 奈奈

岸 大辅

清水 孝悦

桥本 真纪子

中河原 亚希子

并木 伸 [2]

长滨 正亚 [3]

山村 彰彦 [4]

细井 董三 [1]

摘要●精密胃X线成像法（导管注气法）可以处理胃黏液，这是导致钡剂附着不良于胃黏膜的原因。另外，该方法实施中能够在俯卧位下，边抬起透视台边慢慢注入钡剂，所以能避免钡剂过早地向小肠流出，通过钡剂的重量和压迫垫把胃调整成钩形胃。为了获得信息丰富且详细的影像，在成像前进行这些准备工作是极为重要的。现在，相对于能详细观察的内镜检查来说，X线检查如能活用，就可以用一张影像把胃整体表现出来，不仅是对黏膜层也能进行对黏膜下层以深扩展的病变的浸润深度以及范围诊断，特别适合缩小手术的病例，能正确地表现出从病变到贲门部和到幽门部的距离。因而，为了能在精密胃X线检查中获得信息丰富且详细的影像，要在拍摄前考虑到在内镜检查所得到的信息中应追加的信息，并制定适合目的的拍摄计划再进行检查。

关键词 X线 精密检查 成像法 检查前

[1] 東京都がん検診センター消化器内科 〒183-0042 東京都府中市武蔵台 2 丁目 9-2
E-mail : yousuke_iriguchi@tokyo-hmt.jp
[2] 都立多摩総合医療センター消化器内科
[3] 昭和大学藤が丘病院消化器内科
[4] 東京都がん検診センター検査科

简介

近年来，随着内镜设备的进步，胃精密检查方面通过放大 / 超放大内镜和特殊光内镜检查等使细微观察变得可能，因此精密胃 X 线检查应用剧减。众所周知，X 线检查可以获得内镜检查无法提供的不同信息，但学习精密 X 线成像方法的机会非常有限。在医学检查中，X 线成像由于是必须要使用定量的去泡剂和钡剂（Ba）在短时间内成像，使用右回旋法，但是在精密检查中，使用导管注气的成像方法，能够调整成像条件，可以自由变化钡剂和空气量，使之能够表现出在诊断中必要的信息丰富的影像。因此，本文介绍了精密胃 X 线成像法（导管注气法）所使用的工具、绘制所需的信息丰富的图像所需的拍摄计划以及实际的拍摄方法，并使用病例进行解释。

成像前的准备

1. 检查前的处方和膳食

1）检查前的处方

H_2 受体阻滞剂（3 日前）：减少黏液分泌低下，调整 pH。泻药（前日晚间）：排出便残渣，肠内气体。

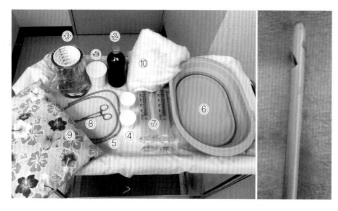

a | b

图1 准备的物品

a 精密检查（导管注气法）使用物品。① 解痉剂；② 去泡剂；③ 高浓度低黏性钡剂 250～300mL；④ 纸杯（大：钡剂；中：放了去泡剂的微温水；小：钡剂）；⑤ 导管（在前端打开2～3个孔）（**图1b**）；⑥ 洗脸盆（温水）；⑦ 注射器（玻璃管：100mL；一次性：50mL）；⑧ 动脉止血钳；⑨ 压迫垫（大、中、小）；⑩ 压迫用棉垫（切片用）。

b 导管。在前端部打开2～3个孔。

2）膳食

前日：膳食到21点为止，喝水没有限制。

当日：早上禁食，到预定检查的2h前只能喝水。

2. 从精密内镜检查中想象病变的X线影像

①胃的形状，②胃内黏液的状态，③对决定治疗必要的病变的正确位置，④从内镜下侵犯深度以及范围的表现特征想象X线造影图像。

特别是，在内镜检查中难以获得的信息，如壁变形、伸展不良、直线化等的黏膜下层以深的信息（**病例1、2**），能够在一个视野内描绘出广泛病变并且诊断出SM浸润部位的病例（**病例3**），正确地表现出食管胃结合部（esophagogastric junction，EGJ）和幽门环至病变的距离，以确定缩小手术的治疗范围（**病例4**）。注意附加病变的存在也非常重要。

成像

1. 准备的物品

如**图1**所示。

2. 胃黏液处理法（导管注气法）：处理钡剂附着障碍的因素

①触诊腹部。推测胃的形态等，考虑压迫垫的大小和软硬程度等因素。

②肌肉注射解痉剂（1～2A）。

③咽部麻醉（喷雾剂）。

④把透视台水平倾斜至右侧卧位。在放松的姿势下，从口中插入导管（**图2a**），透视

观察确认其进入胃后到俯卧位（**图2b**）。

⑤为使导管不会松脱，要轻轻地咬住然后把透视台抬起至半立位，把压迫垫放在身体上方剑突周围。如果横胃，要从右斜上侧开始向左下插入压迫垫（**图2c**）。为了使胃体部位于椎体左侧，要在压迫垫的位置、大小、硬度上下功夫（**图2f**，蓝框部）。

⑥保持俯卧位把透视台水平倾斜。

⑦从导管注入放了去泡剂的温水（20～30mL）后关闭导管。

⑧反复深呼吸清洗胃黏膜（**图2d**）。

⑨打开导管，反复呼吸排出废液（虹吸管原理）（**图2e**）。

⑩将少量钡剂加入放了去泡剂的温水（20～30mL），从导管注入，并关闭导管以防止反流。反复深呼吸，通过若干体位变换和透视台的倾斜角度与呼吸，使加了钡剂的温水在整个胃中流动，确认胃黏液的状态和胃的形状（**图2f**）。

⑪打开导管，反复深呼吸，排出加了钡剂的温水废液（虹吸现象）。

3. 调整胃的形状

①为了正确表现出胃的全貌和位置关系，需要X线影像中胃的形状调整成钩状胃。

②保持俯卧位不变把透视台放水平，一边慢慢地注入钡剂，一边反复地深呼吸。徐徐地抬起透视台，通过钡剂的重量和压迫垫的使用，把胃部向下方伸展调整成钩状胃的形状（**图**

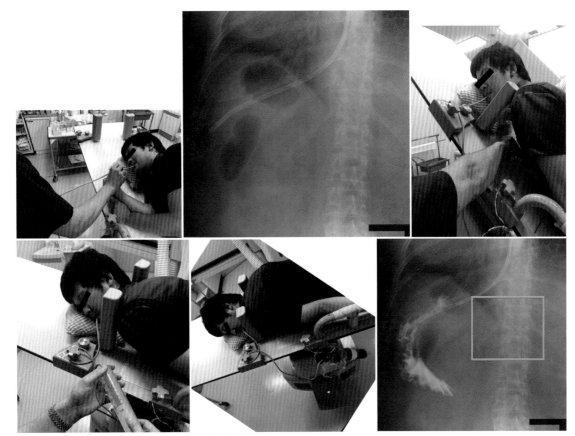

a	b	c
d	e	f

图2 胃黏液处理和调整胃的形状是重要的成像前的准备

a 肌肉注射解痉剂，咽部麻醉后，水平倾斜透视台，在右侧轻微从口插入导管（像吸乌冬面那样），用透视观察确认进入胃内。

b 从右侧卧位变换成俯卧位，确认导管的位置，轻轻咬住导管使其不会松脱。

c 抬起透视台在半卧位把压迫垫从上部放置于剑突周围。

d 水平倾斜透视台，从导管注入放了去泡剂的温水20～30mL后夹闭。反复深呼吸（数分钟）。

e 打开导管，把混有胃黏液的放了去泡剂的温水从导管排出（虹吸现象）。

f 把放了少量钡的温水从导管注入后关闭导管。调整压迫垫使胃体部要朝向椎体的左侧（蓝框部）。反复深呼吸（数分钟）打开后排出。

3a、b）。在俯卧位注入钡剂是为了防止向十二指肠和小肠流出，由于从十二指肠球部向降部的肠道是朝向背部的，因此不会流出，即使钡剂进入了球部也能很容易地返回胃内。

③注入 20～30mL 少量的钡剂，取适量碎棉放在病变部（**图 3d**，红框部）进行压迫成像（通过改变碎棉的量和透视台的倾斜角度，来调节压迫的强度，**图 3c**），同时进行反复深呼吸，用钡剂清洗病变部的黏液（**图 3d**）。

④另外，一边追加注入钡剂，一边深呼吸，胃体部因钡剂的重量向下方伸展成钩状胃的形状，适量加入钡剂并将透视台升至半立位（**图 3e、f**）。

⑤如果病变在前壁，在最佳位置重新放入压迫垫，调节空气量和钡剂量之后进行成像。如果病变在后壁，则先立位，之后右转至仰卧位，调节钡剂的量和空气量进行成像。

⑥钡剂量和空气量应根据病变部位、胃的形状、前庭部的容积等因素进行调整。

4. 成像时的注意事项

①胃 X 线影像是为了通过钡剂把胃表现出来进行读片，因此拍摄出钡剂均匀而充分地附

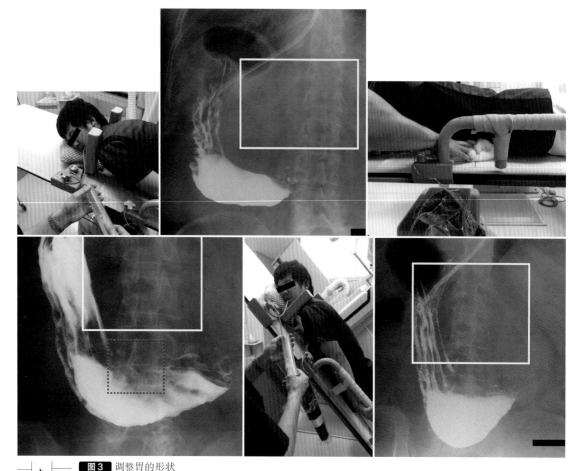

a	b	c
d	e	f

图3 调整胃的形状

a 反复深呼吸，一边注入30mL程度的钡剂，一边把透视台升至半卧位。

b 确认压迫垫的位置在适当的位置固定（黄框部，d、f也同样）。

c、d 把适量的棉垫放在病变部（红框部）压迫成像（通过棉垫数量和透视台的倾斜角度的变化来改变压迫的强度）反复深呼吸，用钡剂清洗病变部位。

e、f 追加注入钡剂并且深呼吸，把透视台徐徐升至半立位。通过钡剂的重量把胃体部向下方伸展成钩状胃的形状（想象做出胃角），胃黏液处理和调整胃的形状是成像前的准备中最为重要的。

着的影像是很重要的。

②利用钡剂量、空气量、体位变换、压迫法的成像技术，拍摄双重造影图像（改变钡剂的厚度，附着浓度的影像）、充气像、压迫像来表现读片所需的胃整体的形状和平衡、边缘像、皱襞的观察、黏膜像等。拍摄正位像、切线位像外，还可拍摄倾斜便于立体观察的图像。

③作为钡剂附着均匀的对策，使用回旋法和多量的钡剂在集中的状态下动态清洗胃黏膜，最少3次来回洗净后，缓慢促使钡剂流向病变部位中心，根据凹凸和钡剂附着的差异使

病变显现出进行拍摄。胃体部小弯的钡剂附着困难的时候，把透视台放水平从仰卧位开始以右旋转法成俯卧位，在钡剂进入十二指肠球部的时候，稍微抬起透视台使球部的钡剂和胃内的空气交换把钡剂返回胃内。

④在胃上部的成像中钡剂多使用150～250mL，但在胃体部到前庭部的成像中根据对应前庭部的容量放入适量的钡剂。另外，由于增加空气时胃的容积也会增加，因此，钡剂量增加也是必要的。

⑤为了使空气和钡剂不会流向十二指肠降

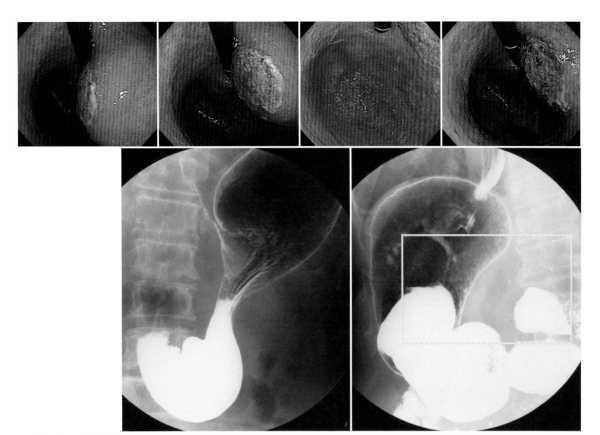

a	b	c	d
e	f		

图4 ［病例1］

a、b 普通内镜像。在胃体部前壁黏膜下肿瘤样突起的表面形成大面积的浅溃疡并且附着着黏液。浅溃疡的外侧认为没有明显的0-Ⅱc型表面蔓延。

c、d 向贲门的累及不明显。活检诊断：sig。

e 胃黏液处理法（导管注气法）之后，从导管注入150mL的钡剂和300mL的空气，用右旋法除去胃黏液。胃上部黏液处理和钡剂的附着很重要，由于没有与小肠钡剂重叠，减少钡剂流出向小肠，注意胃内钡剂量的减少的程度。

f 胃体前壁要成平面，换成稍微大的压迫垫放置于剑突周围（黄框部）。

段和小肠，尽量不要成仰卧位，俯卧位都尽量不做右腰上提的体位。必须要上提右腰的时候，通过手挤压幽门部防止空气和钡剂流出来。

⑥进入十二指肠球部的钡剂，像前述那样成俯卧位，一边慢慢地抬起透视台，一边把钡剂和空气交换返回胃内。

⑦为了使钡剂移动，可以轻轻地敲打侧腹部，或者把身体左右摇摆一边起倒透视台。在体位变换时必须要透视观察钡剂是怎样动的。另外也要理解胃的形状是怎样变化的。

⑧在表现病变的凹凸和边界时，从口侧到肛侧这两个地方钡剂会流走并在周围积聚。病

变边界显示时，钡剂流过一侧的边界会变得清晰，但在下游边缘的边界会变得模糊。在读片时要考虑钡剂的流向。

病例

1. 能获得病变的整体像和黏膜下层更深的部位信息的病例

［病例1］ 70岁，男性。贲门部到胃体上部前壁。

Type 3，mucinous adenocarcinoma，pT4a（SE），110mm×80mm，Ly1c，V1a，pN2（3/20）。

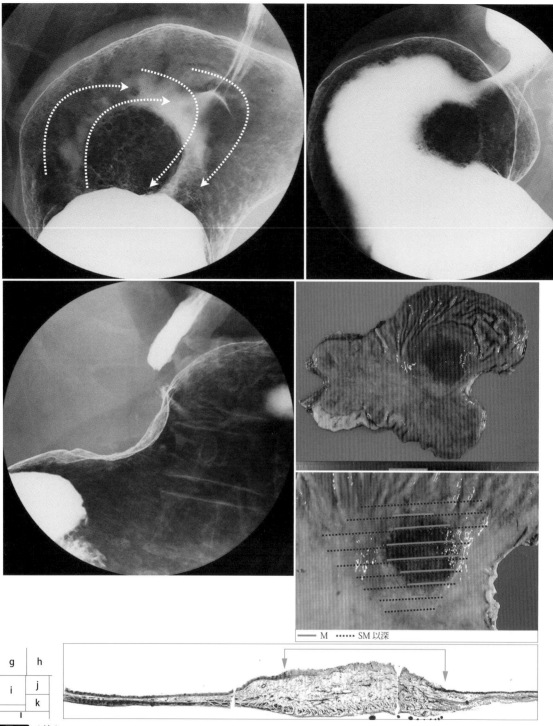

图4（续）

g 由于钡剂的附着弱，把空气量和钡剂量增量，使钡剂能大范围流动，将被检者向左和向右轻轻摇晃（白色箭头），反复头低位和半立位地起倒。

h 俯卧位第一斜位。空气在食管侧逆流并且EGJ张开，容易把EGJ表现出来。

i 仰卧位第二斜位，拍摄侧位像。由于肿瘤的形成导致有壁变形。

j 全胃切除新鲜切除标本。观察到胃体上部前壁和小弯有发红的大小约10cm的黏膜下肿瘤样隆起。

k 固定标本测绘像。浅凹陷区域和周围的边界明显。

l 显微像。黏膜内是印戒细胞癌的充实性增殖，黏膜下层以深有大量的黏膜潴留，分布着印戒细胞癌和低分化腺癌。 是黏膜内进展部位。

1）成像计划

病变是胃体前壁的黏膜下肿瘤（submucosal tumor，SMT）样隆起，在表面有大的浅溃疡形成并且附着厚厚的黏液（图4a～d）。活检查断为：muc，sig。

· 诊断浸润深度和范围。

· 描述肿瘤的厚度、硬化改变、EGJ和下段食管的关系。

· 由于黏液过多，用大量的钡剂反复进行右旋转法之后，成俯卧位。加入压迫垫调整胃的形状，反复进行头低位和半卧位拍摄。

2）实际成像

进行胃黏液处理法（导管注气法）后，

①从导管注入150mL钡剂和300mL空气。

②使用旋转法除去胃黏液（只通过右旋转如果无法除去，要加上做左旋转，图4e）。

③成俯卧位的半立位，用钡剂调整胃的形状，把胃体调整到椎体的左侧，并且使胃体中上部前壁成平面，换成稍大的压迫垫放置在剑突周围（图4f）。

④增加并调节空气量和钡剂量，为了使钡剂能大范围通过，将被检者的身体边向右向左轻轻摇晃，边反复头低位和半立位地起倒。通过大量使用200mL钡剂，能使头低位的倾斜角度变得平缓，也能改善钡剂的附着（图4g）。

⑤在俯卧位第一斜位，空气在食管侧逆流EGJ张开，容易显示出EGJ（图4h）。

⑥成仰卧位第二斜位，拍摄病变的切线位图，确认是肿瘤形成的巨大弧形胃壁变形诊断为晚期癌（图4i）。

全胃切除术后的新鲜切除标本（图4j）：在胃体上部前壁到小弯处，观察到红色的大小约10cm的SMT样隆起。

测绘像（图4k）：观察到SMT样隆起的表面有凹陷，在肛侧周围也伴有黏膜不整。

显微像（图4l）：在黏膜内有印戒细胞癌的充实性增殖像，黏膜下层以深可见黏液癌，有多量的黏液潴留，浮游着印戒细胞癌和低分化腺癌。

病理组织学的诊断：胃黏液腺癌（mucinous adenocarcinoma of the stomach），全胃切除术（total gastrectomy）. pType 3，pT4a（SE），110mm×80mm，muc＞sig＞por，Ly3，V1，pN2（3/20），混合型。

[病例2] 70岁，女性。胃窦小弯，0-Ⅱc，tub1，22mm×20mm，pT1b（SM 750μm），Ly0，V0，pN0，UL0。

1）成像计划

· 病变是胃窦小弯的胃角切迹的0-Ⅱc型病变。发现胃角切迹溃疡样表现（图5a～e）。活检查断是tub1。

· 考虑适合的内镜治疗，因此以浸润深度诊断为中心，拍摄黏膜像和边缘像以及压迫像。

· 在胃窦小弯如果空气多，钡剂会容易附着不良，根据容易在前后壁的哪个地方回旋，处理胃黏液之后，保持俯卧位不变开始压迫成像，也预定拍摄仰卧位。

2）实际成像

进行胃黏液处理法（导管注气法）之后，保持俯卧位不变注入80mL的钡剂，由于在胃窦小弯显示充盈缺损认为是病变（图5f），因此把压迫用的棉垫放在病变处进行压迫成像。观察非提示深部浸润的明显的透亮像（图5g、h）。通过保持原样反复深呼吸，成钡剂附着良好的黏膜面，也要进行压迫像的动态观察。虽然把空气和钡剂增量，但是由于仰卧位和俯卧位，病变部都为切线方向，因此拍摄侧位像（图5i、j）。据皱襞上病变的侧面变形进行浸润深度诊断必须要慎重进行。

为了拍摄把病变正位从俯卧位第一斜位变成俯卧位第二斜位，并且交换钡剂和空气，改变病变周围的钡剂量之后拍摄（图5k、l）。再一次，从俯卧位正位拍摄病变的侧位图发现胃角皱襞更宽的伴有直线化的变形诊断浸润深度是cT1b（SM）（图5m）。在仰卧位进行压迫位拍摄，没有发现暗示SM浸润的明显的透亮影（图5n）。

远端侧胃切除术后的固定标本（图5o）：在胃窦小弯发现伴有边缘隆起的0-Ⅱc型病变。

测绘像（图5p）：在0-Ⅱc型的中心部

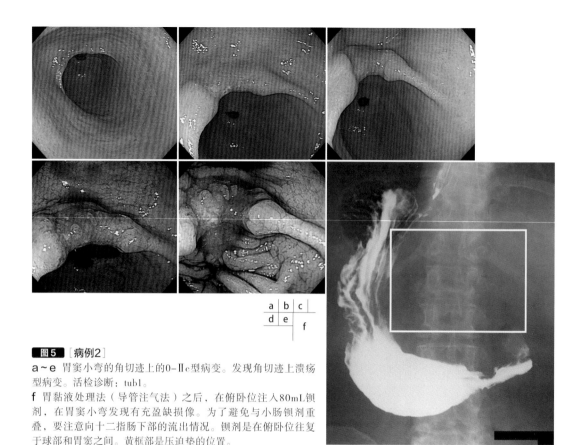

a b c
d e f

图5 ［病例2］
a~e 胃窦小弯的角切迹上的0-Ⅱc型病变。发现角切迹上溃疡型病变。活检诊断：tub1。
f 胃黏液处理法（导管注气法）之后，在俯卧位注入80mL钡剂，在胃窦小弯发现有充盈缺损像。为了避免与小肠钡剂重叠，要注意向十二指肠下部的流出情况。钡剂是在俯卧位往复于球部和胃窦之间。黄框部是压迫垫的位置。

观察到有 SM 浸润（750μm）。

显微像（图5q）：在黏膜全层观察到有中小腺管状的高分化癌，在中心部观察到有 SM 浸润。

病理组织诊断：分化良好的胃管状腺癌，远端胃切除术。pType 0-Ⅱc，tub1，22mm×20mm，pT1b（SM 750μm），Ly0，V0，pN0UL0。

2. 能够在一个视野内描绘出广泛病变并且诊断出SM浸润部位的病例

［病例3］ 70 岁，男性。胃体下部到胃角的小弯后壁，0-Ⅱc+Ⅱb，sig＞por＞tub2，77mm×52mm，pT1b（SM 1400μm），Ly1a，V0，pN1（1/35），UL-Ⅱs。

1）成像计划

· 病变是在胃体下部到胃角部的小弯后壁上伴有溃疡瘢痕的表浅弥漫型 0-Ⅱc+Ⅱb 型病变（图6a~h）。

· 发现详细的黏膜像和在一部分大弯侧的皱襞存在异常，以仰卧位第二斜位为中心的双重造影图像进行范围诊断，以溃疡瘢痕为中心的压迫成像进行浸润深度诊断。

2）实际成像

进行胃黏液处理法（导管注气法）之后，注入钡剂 100mL、空气 400mL，使用右旋法清洗胃整体的黏液，特别是在胃体部小弯侧更细致地清洗使钡剂能附着（图6i）。接着，保持仰卧位不变成半卧位，一边抬起透视台一边深吸气朝向第二斜位，并且把透视台抬起至立位。在钡剂没有进入十二指肠球部的前提下，为了让钡剂返回胃上部，要返回仰卧位，再把透视台返回到水平。通过反复这一系列的动作可以保证胃体小弯的钡剂的附着，以病变部位为中心大面积的均一的钡剂附着（图6i）。

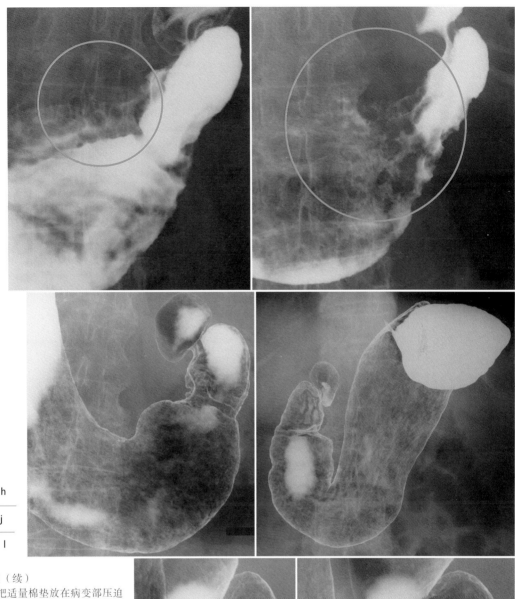

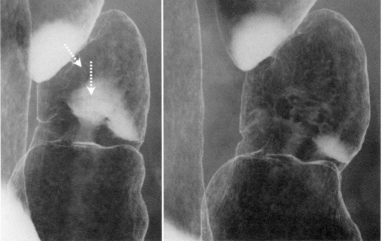

图5（续）

g、h 把适量棉垫放在病变部压迫成像。未发现暗示深部浸润的透亮像。保持原状反复深呼吸，成钡剂附着良好的黏膜面（蓝圈部），进行压迫像的动态观察。

i、j 把空气和钡剂增量，成仰卧位、俯卧位时，由于病变部为切线方向，因此首先拍摄侧位像，据皱襞上的病变的侧面变形进行浸润深度诊断应该慎重。

k、l 为了病变的正面双重造影图像的成像，从俯卧位第一斜位变成俯卧位第二斜位，并且交换钡剂和空气（白色箭头），改变病变周围的钡剂量之后进行拍摄。

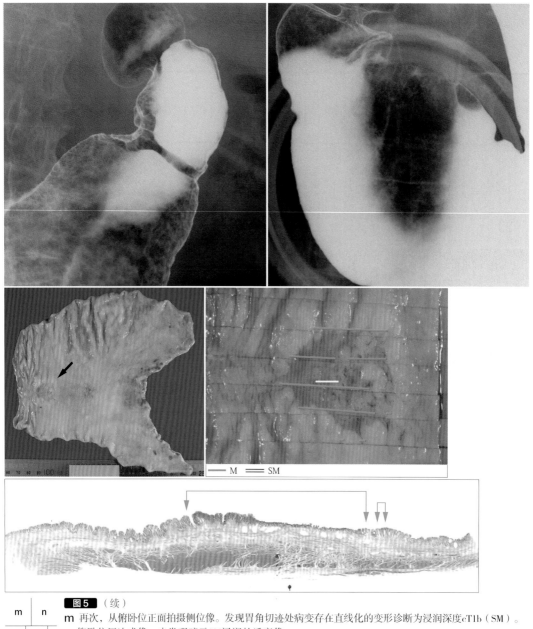

m	n
o	p
q	

图5（续）

m 再次，从俯卧位正面拍摄侧位像。发现胃角切迹处病变存在直线化的变形诊断为浸润深度cT1b（SM）。

n 仰卧位压迫成像。未发现暗示SM浸润的透亮像。

o 远端胃切除术固定标本。发现是胃窦小弯存在伴有边缘隆起的0-Ⅱc型病变（黑色箭头）。

p 固定标本测绘像。发现0-Ⅱc型的中心部有SM浸润（750μm）。

q 显微像。发现黏膜层有中小腺管状的高分化腺癌（蓝色箭头）。

在解痉剂的效果变弱的状态下由于肌层的收缩和蠕动，病变的黏膜异常会变得清晰（**图6j、k**）。在压迫成像中，暗示SM浸润的透亮像虽然在俯卧位压迫像中不清晰，但在仰卧位压迫像中清晰，并能在瘢痕部中心确认（**图6l～n**）。

远端胃切除术施行后的新鲜切除标本（**图6o**）：胃体中下部到胃角部的小弯到后壁，发现伴有皱襞集中发红的溃疡性病变。

半固定标本（**图6p**）：病变的边界变得清晰。

测绘像（**图6q**）：在溃疡瘢痕部发现有

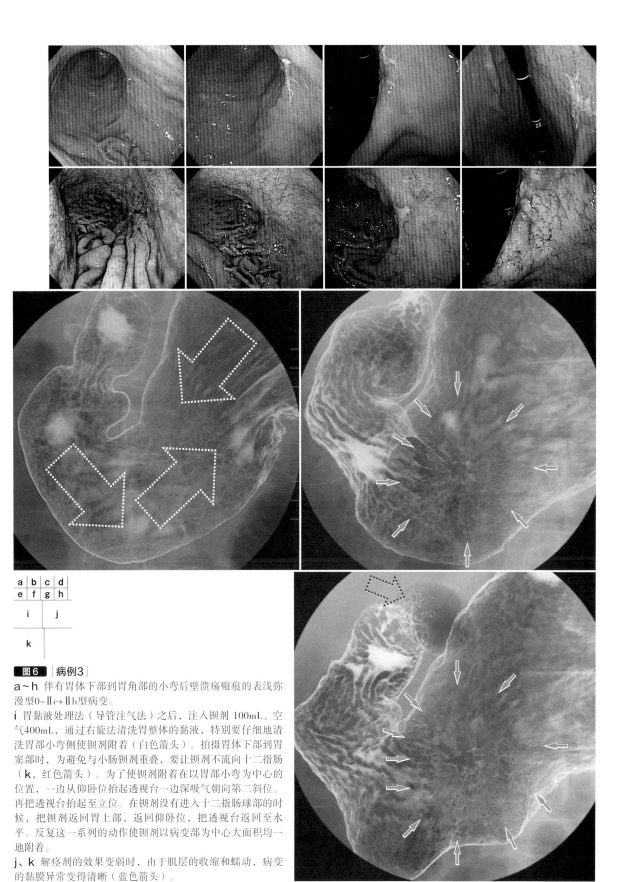

a	b	c	d
e	f	g	h

i	j

k	

图6 ［病例3］

a~h 伴有胃体下部到胃角部的小弯后壁溃疡瘢痕的表浅弥漫型0-Ⅱc+Ⅱb型病变。

i 胃黏液处理法（导管注气法）之后，注入钡剂 100mL、空气400mL，通过右旋法清洗胃整体的黏液，特别要仔细地清洗胃部小弯侧使钡剂附着（白色箭头）。拍摄胃体下部到胃窦部时，为避免与小肠钡剂重叠，要让钡剂不流向十二指肠（k，红色箭头）。为了使钡剂附着在以胃部小弯为中心的位置，一边从仰卧位抬起透视台一边深吸气朝向第二斜位。再把透视台抬起至立位。在钡剂没有进入十二指肠球部的时候，把钡剂返回胃上部，返回仰卧位，把透视台返回至水平。反复这一系列的动作使钡剂以病变部为中心大面积均一地附着。

j、k 解痉剂的效果变弱时，由于肌层的收缩和蠕动，病变的黏膜异常变得清晰（蓝色箭头）。

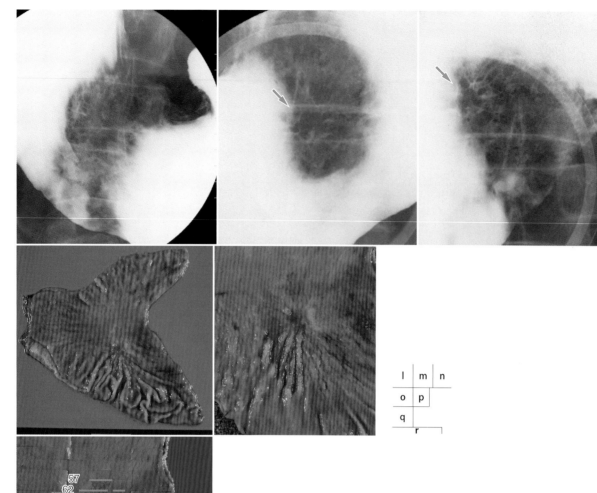

l	m	n
o	p	
q		
	r	

图 6 （续）

l～n 挤压像。通过仰卧位压迫像观察到瘢痕部有暗示SM浸润的透亮像（蓝色箭头）。

o 远端胃切除术新鲜切除标本。在胃体中下部到胃角部的小弯到后壁，认为伴有皱襞集中的红的凹陷性病变。

p 半固定标本。病变的边界变得清晰。

q 固定标本测绘像。在溃疡瘢痕部认为有SM浸润，在其周围是在黏膜内进展。

r 显微像。以印戒细胞癌为主的黏膜内增殖像，在溃疡瘢痕部有少数的低分化腺癌SM浸润（黑色箭头）。

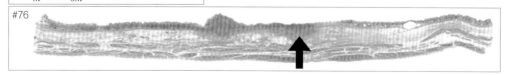

SM 浸润，其周围在黏膜内进展。

显微像（**图 6r**）：在黏膜内观察到以印戒细胞癌为主的增殖表现，同时在溃疡和瘢痕处少量观察到低分化腺癌浸润至肌层下（SM 浸润）。

病理组织学的诊断：胃印戒细胞癌，胃大部切除术，pType 0- Ⅱc+Ⅱb，pT1b（SM 510μm），77mm×52mm，浅表扩散型，UL-Ⅱs，sig >

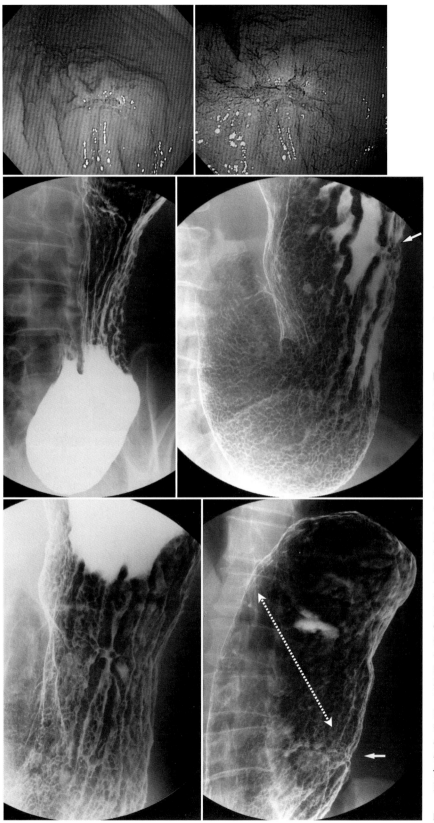

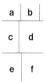

a	b
c	d
e	f

图7［病例4］

a、b 伴有胃体中部大弯的皱襞集中，中断的0-Ⅱc型病变，活检诊断：sig。

c 胃黏液处理法（导管注气法）之后，注入钡剂100mL调整胃的形状在仰卧位成像。

d 注入400mL空气，在仰卧位第一斜位倾斜透视台，使空气不流向十二指肠，用手压迫并且成水平位。接着抬起透视台，半卧位时一边成第二斜位，一边把透视台抬起至立位。黄色箭头指示的是病变（**f**中也一样）。

e 同样地反复左右交替变换。由于通过右回旋法会使钡剂附着于前壁侧的黏膜皱襞之上，形成前后壁的皱襞交叉的影像。为了使钡剂不附着于前壁侧的黏膜皱襞上以胃体部大弯后壁侧为中心在第一斜位到正位使钡剂流动来成像。

f 立位正位像。显示EGJ到病变口侧的正确的距离（白色箭头），施行保留幽门的远端胃切除术。

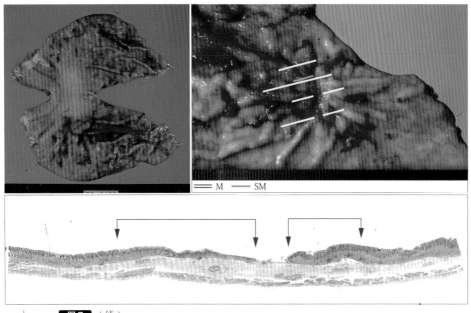

g	h
i

图7 （续）

g 保留幽门的远端胃切除术新鲜切除标本。在胃体中部后壁发现伴有皱襞集中和中断的20mm大的溃疡性病变。

h 新鲜切除标本测绘像。进展到凹陷和边缘隆起的部分。

i 显微像。虽然印戒细胞癌在黏膜内进展，但在溃疡的肛侧宽2250μm、深度1100μm的范围发现有SM浸润。

por＞tub2，Ly1a，V0，pN1（1/35），凹陷型。

3. 准确显示病变的范围和从口侧到EGJ的距离的病例

［**病例 4**］ 50 岁，女性。0-Ⅱc+Ⅲ，sig，26mm×17mm，pT1b（SM 1100μm），Ly1a，V1a，pN0。

1）成像计划

　·胃体中部大弯的皱襞集中，伴有中断的0-Ⅱc病变，活检查断为 sig（**图 7a、b**）。

　·浸润深度和范围诊断，特别是胃体部的sig，确认不是皮革型。

　·客观的表现出病变口侧和 EGJ 的距离，诊断是否能施行远端胃切除术。

2）实际成像

　进行胃黏液处理法（导管注气法）之后，注入 100mL 钡剂后调整胃的形状成仰卧位（**图 7c**），注入 400mL 空气，在仰卧位第一斜位倾斜透视台，但为了使空气不逃向十二指肠，

用手压迫并且成水平位。接着抬起透视台至半卧位，使之成第二斜位，同时把透视台抬起至立位（**图 7d**）。并且同样地反复左右交替变换。使用右旋法，钡剂会附着在前壁侧的黏膜皱襞上，形成前后壁的皱襞交叉的影像。因此，要使钡剂不附着在前壁侧的黏膜皱襞上，以胃体部大弯后壁为中心，在第一斜位到正位使钡剂流动进行拍摄（**图 7e**）。立位正位像显示 EGJ 到病变口侧的正确距离（**图 7f**），施行保留幽门的远端胃切除术。

保留幽门的远端胃切除术后的新鲜切除标本（**图 7g**）：在胃体中部后壁伴有皱襞集中和中断的 25mm 大小的溃疡性病变。

测绘像（**图 7h**）：在溃疡周围的凹陷和边缘隆起的一部分黏膜内进展（黄线），观察到溃疡边缘部有 SM 浸润（蓝线）

显微镜像（**图 7i**）：印戒细胞癌虽然是黏膜内进展，但在溃疡的肛侧在宽 2250μm、深

度 1100μm 的范围认为有 SM 浸润。

最后——成像方法的总结

　　胃 X 线检查是，根据被检者的胃内的胃黏液和蠕动等条件，未必一定能取得钡剂附着良好的影像检查。因此，在精密检查中，为了能获得更加丰富的优质图像，有必要调整成像条件。导管注气法是在进行成像之前，①处理胃黏液，②避免钡剂流向小肠，以便能够调整胃的形状的有用的检查方法。

参考文献

[1]白壁彦夫（編）．胃二重造影法，文光堂，1972．

[2]市川平三郎．胃X線読影を極める．永井書店，2001．

[3]日本消化器がん検診学会（編）．新・胃X線撮影法ガイドライン改訂版（2011年）．医学書院，2011．

[4]NPO日本消化器がん検診精度管理評価機構．胃がんX線検診基準撮影法マニュアル．2009．

[5]木村俊雄，吉田諭史，馬場保昌．胃がん検診における直接X線検査の標準化．日消がん検診誌　46: 177-188，2008．

[6]細井董三，西澤護，岡田利邦，他．早期胃癌治療のための精密検査—浸潤範囲を読む．胃と腸　28: 73-86，1993．

[7]馬場保昌，吉田諭史，長浜隆司，他．胃X線検査のポイント—精密検査法．胃と腸　38: 872-884，2003．

[8]浜田勉．早期胃癌X線診断　撮影法と読影の実践ノートポイント100．医学書院，1997．

[9]杉野吉則，中村祐二朗，和田則仁，他．深達度診断のための精密検査（1）X線検査．胃と腸　44: 593-607，2009．

[11]細井董三，馬場保昌，杉野吉則．早期胃癌アトラス．医学書院，2011．

[12]長浜孝，高木靖寛，槇信一朗，他．範囲診断のための精密検査（1）ESDの術前検診: 内視鏡診断に対する精密X線検査の位置づけ．胃と腸　44: 637-649，2009．

[13]丸山保彦，景岡正信，永田健，他．早期胃癌の肉眼型—決め方・考え方とその典型像2）0 IIc型，0 III型．胃と腸　44: 522-532，2009．

[14]長浜隆司，中島寛隆，石野淳，他．未分化型混在早期胃癌の臨床的特徴と問題点—X線診断を中心に．胃と腸　42: 1597-1613，2007．

[15]中島寛隆，長浜隆司，大倉康男，他．陥凹型小胃癌の診断—背景黏膜を含めて．胃と腸　41: 753-762，2006．

[16]入口陽介，小田丈二，水谷勝，他．早期胃癌の診断の基本—X線診断．胃と腸　53: 586-596，2018．

[17]中島滋美，伊藤高広；関西消化管造影懇話会（編）．胃X線検査によるH. pylori感染診断アトラス．関西消化管造影懇話会，2013．

[18]安田貢，青木利佳，鳥巣隆資，他．胃X線検査による胃がん危険度評価についての検討．日消がん検診誌　48: 344-354，2010．

[19]入口陽介，小田丈二，水谷勝，他．多発胃癌の診断におけるX線造影検査の役割．胃と腸　46: 31-45，2011．

[20]重松綾，中島寛隆，八巻悟郎．フラクタル次元を用いたHelicobacter pylori感染の胃X線画像診断．日消がん検診誌　56: 609-617，2018．

[21]本田今朝男，森村裕一，高田恵子，他．胃がん検診で行う残胃X線撮影法の工夫，日消がん検診誌　52: 575-582，2014．

[22]西川孝（編）．胃X線検診撮影技術・読影補助超練習問題400選．ぱーそん書房，2018．

[23]澁谷光一，鷲見和幸，渡邊敏充，他．腹臥位遠隔圧迫枕の開発と有用性評価．JART　61: 401-405，2014．

[24]宮崎武士，大久保秀，右田健治，他．フトンを用いた追加撮影により，鮮明に描出できた胃体上部前壁陥凹型胃癌の1例．日消がん検診誌　48: 442-446，2010．

Summary

Detailed Examination of X-ray for Gastric Cancer

Yosuke Iriguchi[1], Johji Oda,
Masaru Mizutani, Yasuhiro Tomino,
Tetsuro Yamazato, Nobukazu Yorimitsu,
Takayosi Sonoda, Nana Ohshima,
Daisuke Kishi, Takayosi Shimizu,
Makiko Hashimoto, Akiko Nakagawara,
Shin Namiki[2], Masatsugu Nagahama[3],
Akihiko Yamamura[4], Tozo Hosoi[1]

　　Detailed gastric radiography（Sonde method）enables the processing of gastric mucus, which prevents adhesion of barium to the gastric mucosa. The adhesion of barium facilitates formation of a hook-shaped stomach in the prone position on an upright fluoroscopic table. Such pre-scan processing is extremely important to obtain images with detailed information.

　　Using radiography, practitioners are able to diagnose and assess the extent of wide-spread lesions and accurately measure the distance from the lesion to the cardia and pylorus. Therefore, it is important to consider the necessary image findings prior to scanning and plan the scan and approach tests in accordance with these goals.

[1]Department of Gastroenterology, Tokyo Metropolitan Cancer Detection Center, Tokyo, Japan.

[2]Department of Gastroenterology, Tokyo Metropolitan Tama Medical Center, Tokyo.

[3]Department of Gastroenterology, Showa University Fujigaoka Hospital, Yokohama, Japan.

[4]Department of Pathology, Tokyo Metropolitan Cancer Detection Center, Tokyo.

十二指肠 X 线造影

——以低张性十二指肠造影为重点

齐藤 裕辅[1]

垂石 正树

小林 裕

池田 淳平

寺泽 贤

杉山 隆治

助川 隆士

稻场 勇平

富永 素矢

小泽 贤一郎

藤谷 干浩[2]

摘要●施行十二指肠X线造影的目的是观察十二指肠肠管内的病变以及评估相邻器官的病变和其与十二指肠的关系。低张性十二指肠造影（hypotonic duodenography）是使用解痉剂拍摄双重造影的方法，分为有管法和无管法（简易法）两种。有管法是把导管插入十二指肠，予以解痉剂舒张肠管后把造影剂和空气直接注入进行拍摄双重造影的方法，造影剂和空气量能够自由地调节，可以出色显示细微的异常，适合作为十二指肠的精密检查。把前端带有气囊的十二指肠导管留置在十二指肠球部之后，静脉注射抗胆碱能药后注入钡剂进行充盈像的拍摄。之后，在俯卧位或者是仰卧位第一斜位，慢慢地注入300～400mL的空气，使十二指肠管充分扩张后拍摄。要留意的是，双重造影是要拍摄十二指肠乳头部的正位像和侧位像。以俯卧位第一斜位、俯卧位正位、俯卧位第二斜位、仰卧位正位、仰卧位第一斜位等体位从十二指肠降段至水平段拍摄双重造影图像。读片要点是：①明确十二指肠的形状以及边缘的变化；②观察Kerckring皱襞的状态以及十二指肠乳头的位置和形状；③观察黏膜面有无异常；④结合空气改变和体位后的多张影像进行读片。

关键词　低张性十二指肠造影　十二指肠乳头　有管法　充盈像　双重造影

[1] 市立旭川病院消化器病センター　〒070–8610 旭川市金星町 1 丁目 1–65
E–mail：y_saito@city.asahikawa.hokkaido.jp
[2] 旭川医科大学内科学講座消化器・血液腫瘍制御内科学分野

简介

施行十二指肠 X 线造影的目的是观察十二指肠肠管内的病变以及评估相邻器官的病变和其与十二指肠的关系。由于十二指肠是连接胃的消化管，自古以来，在胃检查后的造影的同时也要进行十二指肠的 X 线造影检查。在二十世纪的第二个十年，人们虽然开始尝试把导管插入十二指肠的直接造影法，但是所谓的低张性十二指肠造影（hypotonic duodenography）最初见于 1956 年 Poppel 等发表的通过使用解痉剂和注入空气的双重造影法。同时期，在日本十二指肠 X 线造影检查相关的研究也在进行中，之后被广泛普及。

以下对如今广泛进行的实用低张性十二指肠造影进行叙述。

低张性十二指肠造影的成像方法

使用解痉剂拍摄双重造影的方法分为有管法和无管法（简易法）。

1. 有管法

把导管插入十二指肠，给予解痉剂舒张肠管的紧张之后，直接注入造影剂和空气，进行双重造影拍摄。这个方法的优点是能自由调节造影剂和空气量，可以出色显示细微的异常，适合十二指肠的精密检查。

以下，针对有管法的低张性十二指肠造影检查进行详细解说。

1）插入导管

当日禁食，在涂过橄榄油的前端带有气囊的十二指肠导管［笔者使用内镜下逆行性回肠造影（endoscopic retrograde ileography，ERIG）用的 CLINY 气囊导管 （21A 型旭川医科大学式，Create Medic 公司；16FrL-1，300mm），品目编码 800 000 1703（ERIG 用）进行低张性十二指肠造影］上涂抹利多卡因凝胶（木卡因®）后，经鼻插入。导管插入胃内后，置入导丝，适当地配合透视台的起倒，体位变换，深呼吸，并用手压迫胃大弯，把导管从胃推进到十二指肠。把导管前端插入至十二指肠降段后（将导线从导管前端稍微拉出来的状态下会更顺利地越过幽门环），拔去导丝，在气囊注入 15mL 左右的空气。一边在透视下观察一边慢慢地后退导管，确认气囊返回到十二指肠球部之后，在气囊内再追加 5mL 左右的空气并且留置在球部。

2）成像步骤

①抗胆碱能药的静脉注射。

静脉注射抗胆碱能药［丁溴东莨菪碱（百舒平®）］10~20mg。当存在心脏疾病和青光眼、前列腺肥大等禁止使用抗胆碱能药的时候，静注胰高血糖素 1mg。但是必须要注意的是，胰高血糖素的蠕动抑制效果不充分而且抑制的时间短（检查必须要快）。

②钡剂的注入。

予以抗胆碱能药后，在仰卧位正面成头低位，从导管向十二指肠肠管内注入 100％W/V 的钡剂。在钡剂充满十二指肠水平段后停止注入。虽然钡剂的投入量标准是 50~120mL，但稍微少一点的话，会拍摄出没有钡剂流向空肠的良好影像。

③充盈像。

注入钡剂之后，进行充盈像成像（**图1a**）。虽然十二指肠水平段的充盈像是在仰卧位正面成像的，十二指肠下降段的充盈像是在仰卧位第一斜位成像的，但必须要注意的是，如果成仰卧位第一斜位的话，钡剂容易流向空肠。通过在头低位注入钡剂拍摄充盈像以及保持头低位右转患者（仰卧位→患者向右、向下旋转→俯卧位）改变体位能避免钡剂流向空肠。

④压迫像。

充盈像之后，虽然在必要时拍摄压迫像，但由于十二指肠是远离腹壁的背侧器官，压迫困难或无效的时候较多，另外，由于压迫也会诱发蠕动，因此除了突起于主体的病变以外，没有拘泥于压迫的必要。

⑤双重造影像。

保持头低位不变，根据病变位置的不同，在俯卧位或者是仰卧位第一斜位，像用空气把钡剂向肛门侧推开那样，在透视下慢慢地从导管注入 300~400mL 空气，使十二指肠肠管充分扩张后成像。要留意双重造影显示的十二指肠乳头部的正位像和侧位像。在俯卧第一斜位能得到十二指肠乳头部的正位像，在仰卧位或俯卧位正面多数可得十二指肠乳头部的侧位像（**图1b~d**）。

接着，在俯卧位第一斜位、俯卧正位、俯卧第二斜位、仰卧正位、仰卧第一斜位等的体位从十二指肠降段开始到水平段拍摄双重造影影像（**图2a ~ f**）。笔者们根据灌肠 X 线造影检查的要领，以与充盈像所记载的步骤相同，保持头低位不变，从仰卧位向右旋转成俯卧位（或者是从俯卧位向右旋转成仰卧位），使从

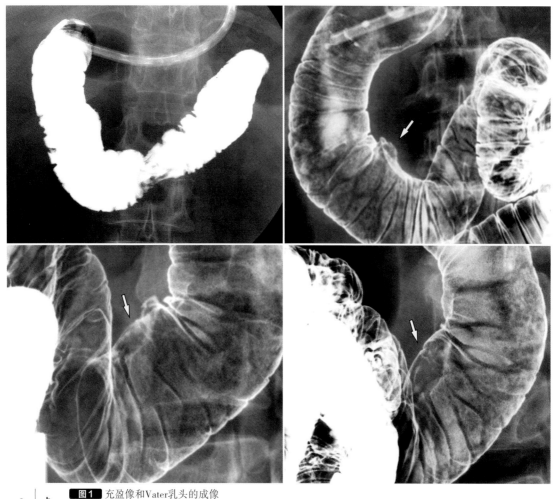

a	b
c	d

图1 充盈像和Vater乳头的成像

a 静脉注射抗胆碱能药，十二指肠舒张之后，把钡剂充盈至水平段拍摄充盈像。

b 充盈像成像后，注入空气，拍摄第一斜位像时，可获得Vater乳头的侧位像（黄色箭头）。

c 成俯卧位第一斜位的话，能获得接近Vater乳头正位像（黄色箭头）。

d 并且加强第一斜位的话，能获得Vater的正位像（黄色箭头）。

十二指肠水平段开始向升段流动的钡剂返回到降段后，反复利用透视台的起倒和体位变换来拍摄双重造影影像，是为了能表现良好的钡剂附着和病变的高度采用薄层法的成像。另外，当十二指肠降段有钡剂残余，难以取得双重造影影像时，可以调成仰卧第一斜位，因为通过立起透视台钡剂会流向十二指肠水平段，所以保持第一斜位不变，把透视台成水平或者头低位对十二指肠降段至水平段的再成像有益。通过从仰卧位向左旋转成俯卧位→成仰卧位，容

易获得从十二指肠降段至水平段的双重造影影像。

十二指肠球部附近由于气囊的存在导致病变难以发现，在追加注入钡剂的同时慢慢地把气囊放气，再把导管返回胃内并追加送气并且进行球部附近的成像（**图2g～i**）。在仰卧第一斜位从十二指肠球部开始至降段起始充盈不佳时，先保持仰卧位把透视台抬起至半立位之后，保持在第一斜位把透视台放倒时胃窦会被钡剂的重量向尾侧牵引，幽门部附近的空气向十二

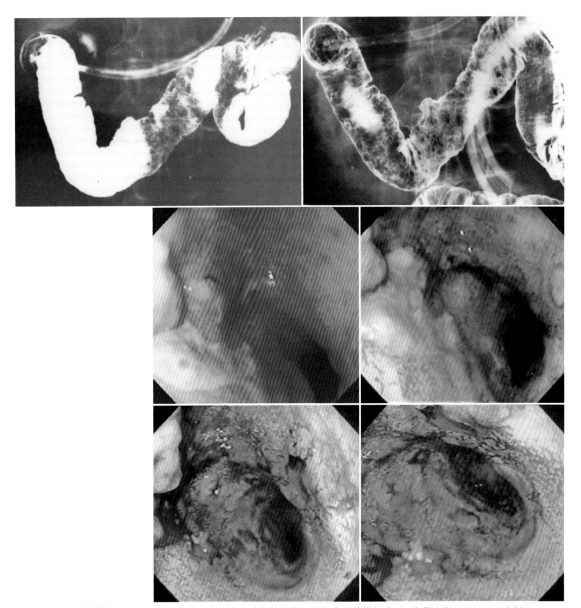

a	b
c	d
e	f

图2 双重造影像的成像和十二指肠球部的成像。十二指肠弥漫性大B细胞淋巴瘤（DLBCL）病例

a 充盈像。发现Kerckring皱襞的消失和轻度的壁硬化表现。

b 双重造影像，发现有十二指肠降段的Kerckring皱襞的消失和粗糙的黏膜以及怀疑是多发小溃疡的钡斑。

c~f 十二指肠降段内镜像。认为有Kerckring皱襞的消失和粗糙的黏膜以及多发的溃疡。

指肠球部移动，有时能取得球部附近的良好的双重造影影像。

2. 无管法（简易法）

胃X线造影检查后，向胃内注入更多的空气，使用解痉剂。通过体位变换把造影剂和空气送入十二指肠，与有管法一样进行成像。这个方法没有必要插入导管，可以接着上部消化道检查之后施行，也可以作为例行检查进行，但由于无法调节钡剂和空气量所以不适合作为精密检查应用。

成像步骤

在半立位服用约200mL的40%~150%W/V

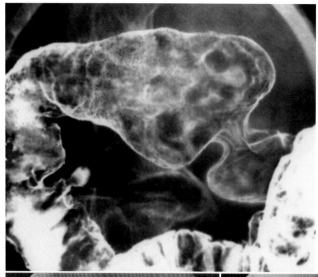

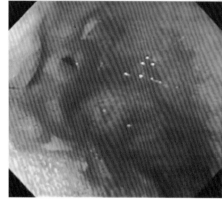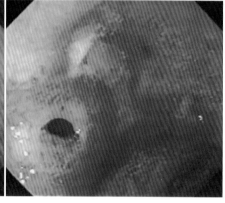

图2（续）

g 进行十二指肠球部造影时，一边注入钡剂一边放出气囊中的空气，使导管返回胃内时立刻注入空气，拍摄双重造影影像。在十二指肠球部有黏膜凹凸和钡斑。

h、i 十二指肠球部的内镜像。在十二指肠球部内发现有黏膜凹凸和憩室样变化以及溃疡。

的钡剂，使透视台成水平。成右侧位使钡剂流向十二指肠侧。钡剂充盈至十二指肠水平段时向仰卧位正面变换体位，予以抗胆碱能药（或者是胰高血糖素）成低张力状态下后拍摄充盈像。之后，用少量的水服用大量的去泡剂。成左侧卧位把空气送向十二指肠，从仰卧位到左侧卧位，然后一边进行向俯卧位的体位变换一边拍摄适宜的双重造影影像。在俯卧位为了避免与胃的钡剂重叠，可在腹部放入毛巾，在与胃重叠少的位置拍摄俯卧位第二斜位像。

读片的步骤和注意点

低张力性十二指肠造影，边缘是平滑的，有对称性的 Kerckring 皱襞的切口。整体的走向呈 C 字形，没有可动性（**图1**）。肠管内部和小肠同样有规则地排列着 Kerckring 皱襞。与小肠不同的点是能看到十二指肠乳头。基本上按照和小肠造影相同的读片步骤进行。

①观察十二指肠的性状以及边缘的变化；②掌握 Kerckring 皱襞的状态以及十二指肠乳头的位置和形状；③观察黏膜面有无异常；④

通过空气和体位改变后的多张影像进行读片。这对于正确的读片是很重要的。

①在边缘像的读片中，观察 Kerckring 皱襞是否规则，有无周围器官外压表现，有无狭窄和扩张，有无变形和僵硬等。

②对十二指肠乳头部病变进行评估，是必须要拍摄正位像的。十二指肠乳头部由开口部、帽状皱襞、环状皱襞、口侧隆起以及小带形成。在这里暂且不谈，在正位像中如果 Vater 乳头的宽度超过 1cm 可以判断成乳头肿大。

③观察 Kerckring 皱襞的状况（肿大、集中、走向异常等）。另外读片时要注意，有无肿瘤阴影（充盈缺损）、壁龛、溃疡、糜烂等。

④ Crohn 病的阿弗他溃疡等黏膜细微改变的读片是要用空气量稍少钡剂附着良好的影像来解读。

病例

[**病例 1，图 3**] 原发性淀粉样变性病例，70 岁男性。

主诉为腹痛，在本院就诊。

低张力性十二指肠造影检查的充盈像显示在十二指肠水平段有 Kerckring 皱襞的肥厚和黏膜下肿瘤（submucosal tumor，SMT）样的隆起性病变（**图 3a**）。双重造影影像发现在十二指肠降段以及水平段有皱襞的肥厚和 SMT 样的多发隆起（**图 3b**）。上部消化道内镜检查（esophagogastroduodenoscopy，EGD）发现，在十二指肠球部有 Kerckring 皱襞的肥厚和糜烂（**图 3c**），认为在十二指肠降段（**图 3d**）以及水平段（**图 3e**）也有 Kerckring 皱襞的肥厚和 SMT 样的多发隆起。根据 EMR（endoscopic mucosal resection）切除标本发现，在以黏膜下层为中心的组织中有被嗜伊红性染色的均一样的物质沉淀，诊断为淀粉样蛋白轻链（AL）型淀粉样变性（**图 3f**）。本例中没有并发多发性骨髓瘤。

[**病例 2，图 4**] 十二指肠滤泡性淋巴瘤病例，60 岁，女性。

由于在以痔疮出血为契机所施行的 EGD 中发现有异常，因此来本院就诊。

低张力性十二指肠造影检查发现有十二指肠降段的 Kerckring 皱襞的肿大（**图 4a、b**）。

EDG 发现有十二指肠降段的 Kerckring 皱襞的肿大（**图 4c、d**）以及在放大观察中有十二指肠绒毛的肿大和白色的小隆起（**图 4e**）。另外，即使在十二指肠水平部也有 Kerckring 皱襞的肿大和十二指肠绒毛的肿大异常（**图 4f、g**）。活检的病理组织学检查（HE 染色）发现从黏膜固有层到黏膜下层有呈滤泡样结构的异型淋巴细胞的密集浸润（**图 4h**）。再加上免疫染色的结果，诊断为滤泡性淋巴瘤。

[**病例 3，图 5**] 十二指肠神经节细胞性副神经节瘤病例，50 岁，男性。

在体检中发现十二指肠的 SMT 样隆起，遂来本院就诊。

低张力性十二指肠造影检查发现在十二指肠水平段有向上的陡峭的约 30mm 大的带蒂的隆起性病变。蒂长，附着在膨大的区域，肿瘤表面平滑（**图 5a、b**）。

EDG 发现，在十二指肠乳头部有附着部，有伴有长蒂的 30mm 大的 SMT（**图 5c、d**）。超声内镜检查（endoscopic ultrasonography，EUS）发现，在黏膜下层有直径 27mm 大小的低回声肿瘤，在内部有边界清晰的囊性成分（**图 5e、f**）。像从 Vater 乳头保持充分的距离那样在肿瘤基部形成保护膜，内镜下进行了一次性切除。

病理组织学显示是局限在十二指肠黏膜下层的实性的肿瘤，一部分有囊性的部分（**图 5g**）。类似胰腺细胞的细胞质丰富的类圆形细胞，被血管间质包围形成小胞巢，呈栅栏状排列（**图 5h**）。诊断为神经节细胞副神经节瘤（gangliocytic paraganglioma）。

总结

本节以有管法的低张力性十二指肠造影检查为中心，针对成像方法、读片法进行了概述。

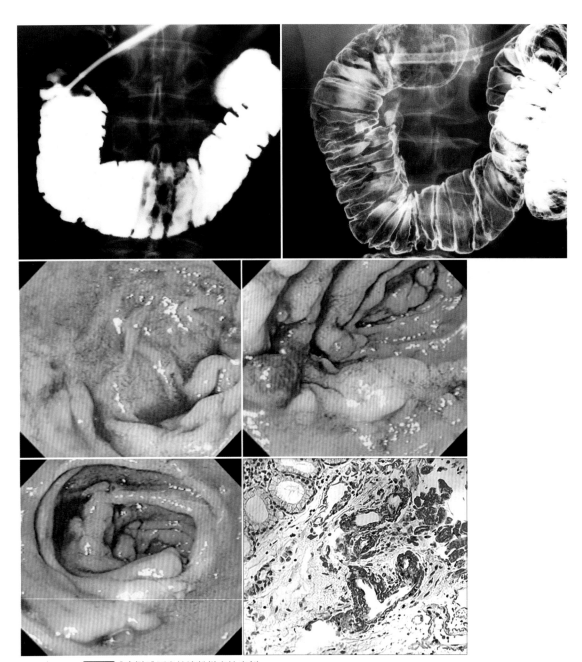

a	b
c	d
e	f

图3 [**病例1**] 原发性淀粉样变性病例

a 低张力性十二指肠造影的充盈像。发现在十二指肠水平段有Kerckring皱襞的肥厚和SMT样的隆起性病变。

b 低张力性十二指肠造影的双重造影像。在十二指肠降段以及水平部发现皱襞的肥厚和SMT样的多发隆起。

c 十二指肠球部的EGD像。发现Kerckring皱襞的肥厚和糜烂。

d 十二指肠降段的EGD像。发现Kerckring皱襞的肥厚和SMT样的多发隆起以及红肿。

e 十二指肠水平脚的EGD像。发现Kerckring皱襞的肥厚和SMT样的多发隆起。

f EMR标本。在以黏膜下层为中心发现嗜伊红性染色的均一样的物质的沉淀，诊断为AL型淀粉样变性。本例中未并发多发性骨髓瘤。

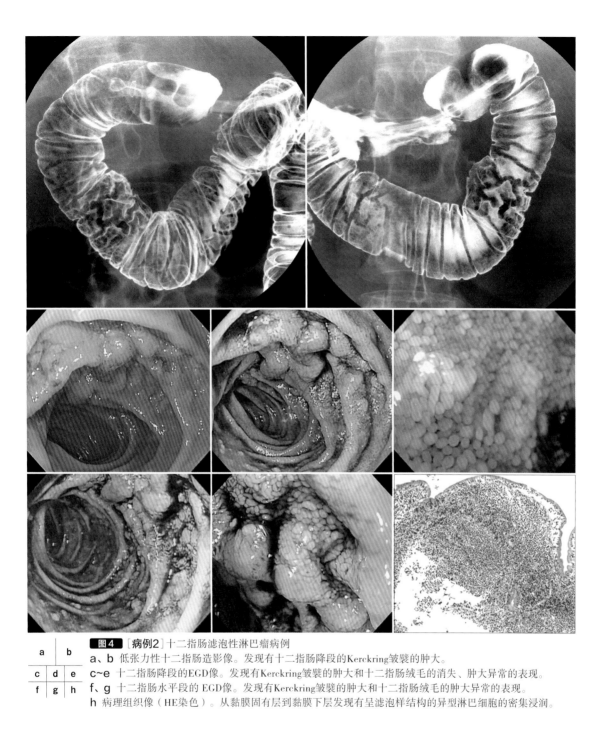

a	b	
c	d	e
f	g	h

a、b 低张力性十二指肠造影像。发现有十二指肠降段的Kerckring皱襞的肿大。
c~e 十二指肠降段的EGD像。发现有Kerckring皱襞的肿大和十二指肠绒毛的消失、肿大异常的表现。
f、g 十二指肠水平段的 EGD像。发现有Kerckring皱襞的肿大和十二指肠绒毛的肿大异常的表现。
h 病理组织像（HE染色）。从黏膜固有层到黏膜下层发现有呈滤泡样结构的异型淋巴细胞的密集浸润。

　　和其他的消化道 X 线造影检查一样，十二指肠 X 线造影检查也随着近年来内镜设备、CT/MRI 的进步，在十二指肠疾病的诊断中其作用逐渐降低，施行的机会也减少了。但是，X线造影检查也有优点：①能显示黏膜、黏膜下层、固有肌层、浆膜下层、浆膜层以及消化道的各层；②客观地确定位置、与其他器官的关系、变形、外压性改变等，作为概述成像方法的有用性高；③黏膜面无变化，以黏膜下层以深为主的病变和从其他器官的浸润和压迫等的

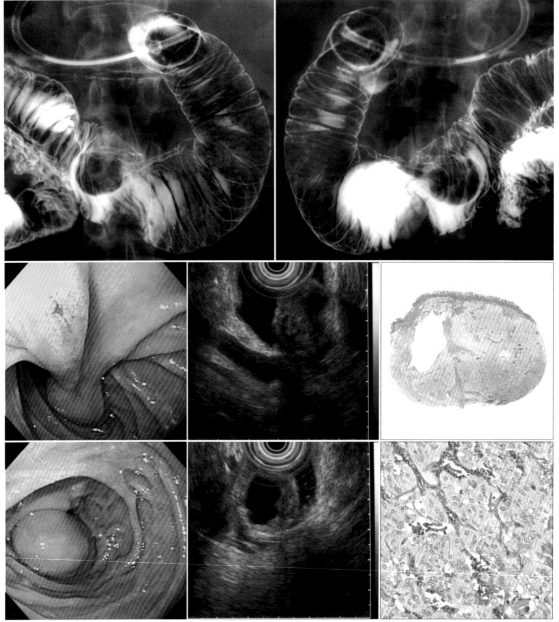

a	b
c	e
d	f

(g beside e, h beside f)

图5 ［病例3］十二指肠神经节细胞性副神经节瘤病例

a、b 低张力性十二指肠造影像。发现在十二指肠水平段有上升陡峭的约30mm大的带蒂隆起性病变。蒂长，附着部是膨大的区域，肿瘤表面平滑。

c、d EGD像。在十二指肠乳头部有附着部，发现伴有长蒂的30mm大的SMT。

e、f EUS像。在黏膜下层内有27mm大的低回声肿瘤，在内部有边界清晰的囊性成分。

g、h 病理组织像。肿瘤是局限在十二指肠黏膜下层的实性肿瘤，有囊性的部分（**g**），类似胰腺细胞的细胞质丰富的类圆形细胞，被血管间质包围形成小细胞巢，呈栅栏样排列（**h**），诊断为十二指肠神经节细胞性副神经节瘤。

［**a、c、d、g、h**：中嶋駿介，他．内視鏡切除を施行したgangliocytic paragangliomaの1例．胃と腸　46：1685-1692, 2011より転載］

病变的诊断更优良，有着内镜检查所不具备的优点。

通过本文期待年轻的医生们今后再次认识十二指肠 X 线造影检查的必要性和有用性，并能提高对检查和诊断的兴趣和热情。

参考文献

[1]Poppel MH, Jacobson HG. Roentgen aspects of the papilla of Vater. Am J Dig Dis　1: 49–58, 1956.

[2]高瀬潤一，笹本登貴夫，大野孝則，他．十二指腸下行部のX線診断．胃と腸　4: 1373–1381, 1969.

[3]中澤三郎．低緊張性十二指腸撮影法．白壁彦夫，市川平三郎（編）．消化管X線読影講座．金原出版，pp 23–50, 1971.

[4]桜井俊弘，八尾恒良．低緊張性十二指腸造影．「胃と腸」編集委員会（編）．胃と腸用語辞典．医学書院，pp25–26, 2002.

[5]江﨑幹宏，松本主之，飯田三雄．低緊張性十二指腸造影．胃と腸　43: 1103–1106, 2008.

[6]芳野純治，乾和郎．低緊張性十二指腸造影．胃と腸　47: 637, 2012.

[7]松本主之，飯田三雄，松井敏幸，他．Immunoproliferative small intestinal disease（malignant phase）の1例．胃と腸　24: 567–574, 1989.

[8]平橋美奈子，松本主之，城由起彦，他．消化管に限局した原発性AL型アミロイドーシスの1例—長期経過を含めて．胃と腸　37: 855–861, 2002.

[9]盛一健太郎，藤谷幹浩，渡二郎，他．消化管follicular lymphomaの特徴: 臨床的立場から—X線を中心に．胃と腸　43: 1047–1057, 2008.

[10]中嶋駿介，斉藤裕輔，垂石正樹，他．内視鏡切除を施行したgangliocytic paragangliomaの1例．胃と腸　46: 1685–1692, 2011.

Summary

Radiographic Examination of the Duodenum:
Focused on Hypotonic Duodenography

Yusuke Saitoh[1], Masaki Taruishi,
Yu Kobayashi, Junpei Ikeda,
Ken Terasawa, Ryuji Sugiyama,
Ryuji Sukegawa, Yuhei Inaba,
Motoya Tominaga, Kenichiro Ozawa,
Mikihiro Fujiya[2]

Radiographic examination of the duodenum is performed to delineate intraduodenal lesions and to evaluate the extent of the disease and involvement of adjacent organs. Hypotonic duodenography is a radiographic procedure that obtains double-contrast images under hypotonic conditions by administering an antispasmodic drug. This technique has two types: tube-assisted and tubeless. For detailed examinations, the tube-assisted method is suitable because minute findings can be obtained by adjusting the amount of barium and air. Hypotonic duodenography is performed by intubation of the balloon tube into the duodenum, followed by inflation of the balloon to fix the position of the tube in the duodenal bulb. An antispasmodic drug is then administered to the patient, followed by slow injection of barium through the tube to obtain barium-filled images. Next, in the prone or supine 1st oblique position, 300–400mL of air is injected until the duodenum lumen is adequately extended and double-contrast images are obtained. The purpose of the double-contrast study should be to visualize the frontal and lateral images of the duodenal papilla. In addition, double-contrast images can be obtained in the following positions: prone, prone 1st and 2nd oblique, supine, and supine 1st and 2nd oblique. Interpretation of the results depends on: （1）duodenal shape and changes of the duodenal border, （2）abnormality of the Kerckring folds and location and shape of the duodenal papilla, （3）abnormality of the duodenal mucosa （conversing mucosal folds, polypoid lesions, and erosions or ulcers）, and （4）diagnosis determined after evaluating the multiple images in various positions and amounts of air.

[1]Digestive Disease Center, Asahikawa City Hospital, Asahikawa, Asahikawa, Japan.

[2]Division of Gastroenterology and Hematology/Oncology, Department of Medicine, Asahikawa Medical University, Asahikawa, Japan.

小肠 X 线造影

藏原 晃一 [1]

河内 修司 [1-2]

川崎 启祐 [1,3]

吉田 雄一朗 [1-2]

长末 智宽

鹫尾 惠万

梅野 淳嗣 [2]

鸟巢 刚弘

江崎 干宏 [4]

大城 由美 [5]

中村 昌太郎 [3]

八尾 隆史 [6]

小林 广幸 [1,7]

松本 主之 [3]

岩下 明德 [8]

渊上 忠彦 [1]

摘要● 小肠X线造影检查，根据钡剂的给药途径分为口服法和经管法（导管注气法）。口服法获得充盈像和压迫像，经管法是通过加钡剂以及充入空气得到充盈像和压迫像，双重造影。对于溃疡性病变的炎症性疾病的X线诊断，特别是在管腔变形·狭窄的病例中，进行以下读片：①狭窄的形态；②狭窄和肠间膜的位置关系；③周围黏膜的伴随症状。这对鉴别诊断有重要作用。对于呈弥漫性病变的疾病，在X线检查中，多数呈皱襞肥厚和颗粒状黏膜的组合，这两种情况的分析对诊断很重要。对于肿瘤病变的鉴别诊断——①有无SMT样的表现，②有无腔外性发育倾向，③狭窄部的两端有无悬垂边缘，④壁伸展不良的程度等，进行分析是有用的。对于生理上管腔狭窄的小肠，合并狭窄的病例，采用内镜检查是有局限性的，不少病例使用X线造影检查有助于对病变的整体影像的把握。双重造影对切除标本肉眼像与病理组织像的对比是有用的，特别是当管腔变窄、狭窄导致内镜无法进行时，其解析在鉴别诊断中极为有用。

关键词　小肠　小肠 X 线造影　成像技术　双重造影　X 线诊断

[1] 松山赤十字病院胃肠センター　〒790-8524 松山市文京町 1
[2] 九州大学大学院医学研究院病態機能内科学
[3] 岩手医科大学医学部内科学講座消化器内科消化管分野
[4] 佐賀大学医学部附属病院 光学医療診療部
[5] 松山赤十字病院病理部
[6] 順天堂大学医学部人体病理病態学
[7] 福岡山王病院消化器内科
[8] A Ⅱ病理画像研究所

简介

近年来，由于双气囊内镜（double balloon endoscopy，DBE）和胶囊内镜（capsule endoscopy，CE）的普及，小肠疾病的诊断和内镜治疗实现了飞跃性的进步。这些小肠内镜检查对传统的小肠X线造影检查中难以描绘的血管性病变和小溃疡等的筛查诊断也有用，而诊断只有小病

变的小肠疾病的机会正在逐渐增加。

但是，由于小肠是在生理上管腔狭窄，所以对于合并狭窄病例和瘘孔形成病例，内镜检查的方式是有局限性的，因此并用小肠 X 线检查对病变的整体影像的把握和鉴别诊断是有用的。另外，X 线造影具有在整个小肠区域客观评价溃疡性病变和肿瘤性病变的形态和大小、部位和分布、内腔变形和狭窄、肠系膜和周围

器官的关系等优点。笔者所属的松山红十字医院胃肠中心和九州大学病态机能内科学相关设施，在小肠疾病的诊断中，除了 DBE/CE 和 CT/MRI 之外，根据病例不同，选择或组合实施小肠 X 线造影检查。本文中，以下将介绍笔者所在机构中所施行的利用钡剂的小肠 X 线造影的实用成像技术，以自己的实践为基础概述读片要点。另外，本文中小肠 X 线造影是把顺行性造影（口服法和经管法）作为对象，逆行性回肠造影考虑到与其他稿件重复从而排除在外。

检查技术

顺行性小肠 X 线造影根据钡剂的给药途径分为口服法和经管法（导管注气法）。本文对笔者所在机构中施行的两种检查技术进行叙述。

1. 口服法

口服法是经口摄入钡剂且得到小肠的充盈像和压迫像的造影法，由于技术简便，也用于小肠病变的筛查和后续观察。口服法可以在上消化道造影检查（也就是胃 X 线造影检查）之后或只施行小肠造影的时候进行。前者，以施行食管·胃·十二指肠的双重造影为前提，使用副交感神经阻断剂（以下称为阻断剂）和去泡剂，由于使用钡剂的浓度、种类、投入计量对小肠不适合，再加上阻断剂和去泡剂的影响等原因导致小肠影像劣化。因此，在以小肠病变的筛查为目的的时候，也期望能在施行内镜检查的上消化道筛查基础之上，再施行只以小肠造影为目的的造影检查。在笔者所在科室，口服法小肠造影检查，原则上作为只以小肠造影为目的的检查。以下对其步骤进行整理。

1）预处置

检查前日，睡前口服缓泻剂，检查当日禁食。

由于本造影检查是只在检查当日禁食方可施行，为了提高精度，尽量在检查前日睡前口服缓泻剂。这样能排除小肠的食物残渣和大肠内含物，能缩短钡剂到达盲肠的时间。另外，如后所述，在追加逆行性空气灌肠的情况下，回盲部附近的描绘能力将会到提高。检查当日禁食。

2）使用的钡剂

70% ～ 160%W/V 钡剂（硫酸钡散®）200 ～ 250mL+ 去泡剂（二甲基硅油®）3 ～ 5mL。

关于钡剂的浓度，以小肠整体的造影为目的的情况下是 70% ～ 100%W/V，预先判明目标病变部位的情况，空肠病变是使用 70%W/V 左右，回肠病变是使用 100% ～ 120%W/V。另外，在检查前的 CT 上，如果肠液潴留明显，或由于炎症性肠病变等，导致肠液增加的情况下，考虑肠液对钡剂的稀释，使用浓度是 120% ～ 160%W/V。关于所使用的钡剂，笔者所在科室目前在上消化道造影中使用的是含有粗粒子的硫酸钡散®HD（220%W/V，165 ～ 250mL），但在小肠造影使用的是中粒子以下构成的硫酸钡散®。与上消化道造影一样，在钡剂中加入去泡剂（二甲基硅油® 3 ～ 5mL）。

3）检查步骤和成像

钡剂全量一次口服（1 次投予法），在 15min 后、30min 后，之后约每 30min 的间隔，在透视下进行观察和成像直至钡剂到达盲肠为止。为了促进钡剂的通过，原则上透视期间以外的时间是右侧卧位。

观察是要一边仔细压迫着钡剂的移动一边追踪。通过反复的压迫，深呼吸和体位变换，一边尽量使小肠影分离一边观察，同时配合压迫，按区域大范围地拍摄小肠的充盈像。压迫观察是在钡剂的前端通过后立刻进行最合适，覆盖小肠全区域一边压迫一边观察，酌情拍摄压迫像。在盆腔内的小肠影无法分离时成俯卧位用棉垫进行压迫。盲肠被充盈之后，进行回盲瓣周围的压迫成像（分 4 段），检查完毕。

综上所述，口服小肠造影原则上不使用阻断剂，而是拍摄小肠全域的压迫像和充盈像。特别是通过仔细的压迫观察，小病变的筛查诊断也成为可能（**图1**）。在认定病变的情况下，

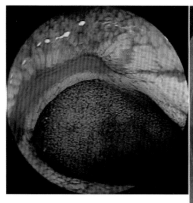
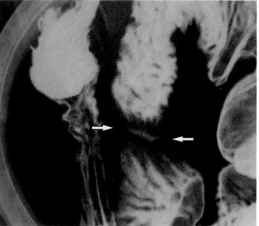

图1 NSAIDs相关性小肠病变
a DBE表现。在下部回肠的Kerckring皱襞上有幅度窄的轮状溃疡。
b 经口小肠X线造影压迫像。在横轴方向的幅度窄的壁龛被表现出来（黄色箭头）。

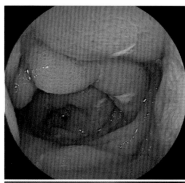

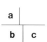

图2 NSAIDs相关性小肠病变
a DBE表现。在下部回肠的Kerckring皱襞上有多发小溃疡。
b、c 经口小肠X线压迫像。通过轻度的压迫，在Kerckring皱襞上，能表现出在周围伴有透亮像的包边的多发小壁龛像。

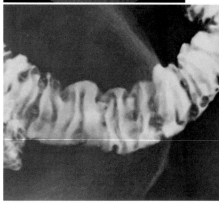
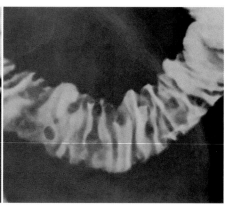

通过变换压迫程度并进行反复成像，可以描绘出详细的病变性状（**图2**）。另外，通过适当的压迫，合并狭窄、瘘孔形成的病变的整体像也会变得清晰（**图3**）。

特别是在充盈像中，也要确认有无空白区域和小肠索有无走行异常。空白区域是管外性发育的肿瘤〔GIST（胃肠间质瘤）和恶性淋巴瘤等〕，小肠索的走行异常除了能在Crohn病等合并内瘘形成的病例中发现，在GIST（V字形牵引）和NET（肠系膜牵缩）中也能被发现。当发现空白区域或者是小肠索走行异常的时候，必须要确认有无肿瘤性病变。

4）追加精密检查

在检查中发现有病变存在的时候，或者是

对已知的病变以精密检查为目的施行口服法的时候，追加以下的技术。

①予以阻断剂（肌肉注射或静注），等待其起效后拍摄充盈像和压迫像。

②在末端回肠发现有病变的时候，在予以阻断剂（肌肉注射或静注）后，使用灌肠造影，用导管和灌肠注射器在经肛门处注入空气，拍摄双重造影图像（**图4**）。

通过追加这些技术，可以取得精度更高的影像，根据病例不同，可以获得信息量更大的影像，丝毫不逊于后述的经管法（导管注气法）。

2. 经管法（导管注气法）

经管法（导管注气法）小肠造影，是通过从留置在十二指肠上行部（第4部）的带有气囊的导管（表1，照片）注入钡剂和空气，从而在一次检查中能拍得充盈像、压迫像和双重造影图像的方法。本方法是通过双重造影，可以把病变的性状以黏膜水平表现出来，适合精密检查，但是手法稍显复杂而且需要熟练，另外必须要留意的是带给患者的痛苦并不少。

1）前处置

检查前日，在睡前口服缓泻剂，检查当日禁食（**表1**）。与口服法相同。

2）使用钡剂

60%～120%W/V钡剂（硫酸钡剂散®）

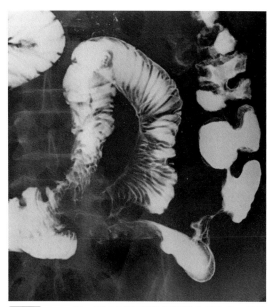

图3 Crohn病，经口小肠X线造影俯卧位压迫像。显示伴有下段回肠的肠系膜侧单侧性变形、开放性纵向溃疡和狭窄部的瘘孔形成，也显示出末端回肠的单侧性变形和狭窄

250～350mL+去泡剂（二甲基硅油®）3～5mL。在笔者所在科室使用的是比口服法的浓度稀10～20%W/V。与口服法相同，考虑病变部位和病变性状，根据病例来改变浓度的初始设定。另外，检查开始后，有时根据情况不同也会从中途改变钡剂浓度。

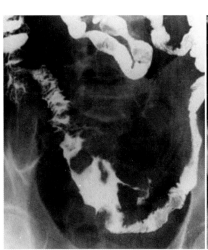
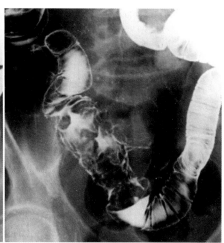

图4 下部回肠的动脉瘤性表现的恶性淋巴瘤（DLBCL）
a 经口小肠X线造影充盈像。在下部回肠表现出病变。怀疑伴有钡剂漏出的瘘孔形成。
b 经肛门注入空气拍摄仰卧位双重造影影像。显示全周性溃疡性病变的内部的凹凸和病变两端的SMT样异常。动脉瘤型DLBCL表现。

表1 小肠X线造影：经管法（导管注气法）的前处置和检查顺序

前处置

　①在前日口服缓泻剂

　②检查当日禁食

检查顺序

　①把带有气囊的导管（照片）插入到 Treitz 韧带附近。同时使气囊膨胀把导管固定在肠壁

　②从导管分数次注入合计250~350mL的钡剂

　③在钡剂的前端附近边适当压迫边搜索病变

　④在怀疑是病变的地方适当地拍摄充盈像和压迫像

　⑤钡剂到达末端回肠时追加投予50~100mL的钡剂，并注入空气700~1000mL

　⑥以稍微头高位（半立位）以上部小肠中心拍摄仰卧位双重造影像

　⑦把操作台返回水平拍摄中部小肠的仰卧位双重造影像

　⑧从水平到头低位的俯卧位边深呼吸边观察

　⑨空气到达末端回肠时静注阻断剂

　⑩在俯卧位和仰卧位以中下部小肠为中心拍摄双重造影像

　⑪阻断剂的效果消失时再次拍摄病变部的压迫像

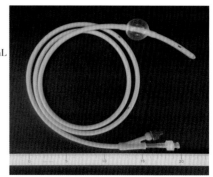

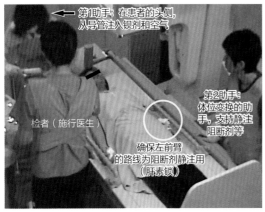

第1助手：在患者的头侧，从导管注入钡剂和空气

检者（施行医生）

第2助手：体位变换的助手，支持静注阻断剂等

确保左前臂的路线为阻断剂静注用（肝素锁）

图5 经管法（导管注气法）小肠造影的拍摄情景
〔协力：九州大学大学院医学研究院病態機能内科学〕

3）建立静脉通路

　　如后所述，本方法在检查中需要施行阻断剂静注，但在俯卧位的状态下，静注操作费时的情况多见。因此，虽然不是必须做的，但是最好在造影检查开始前能提前建立静脉通路（肝素锁）（**图5**）。

4）带有气囊的导管的插入和固定（**表1**）

　　把木卡因凝胶注入和涂布于鼻腔，在鼻腔内实施经鼻上消化道内镜检查前处理后，把带有气囊的十二指肠导管也涂上木卡因凝胶经鼻插入。

　　在 X 线透视下，把导管引导到十二指肠升段（第4段），Treitz 韧带附近，使气囊膨胀并固定在肠道壁上。此时，气囊的固定位置位于十二指肠水平段远端（第3段），在正位像中位于脊柱的右侧（被检者的左手侧）。与该部分相比，如果气囊固定靠近口侧，成像时会导致钡剂和空气向胃内反流，以至于很多时候难以进行精度高的成像。

5）成像时的人员配置

　　在**图5**中显示了本方法的成像情景。检者（施行医生）和助手戴上护具，进入透视室内，近距离来操作成像。第一助手位于被检者的头侧，以检者的指示为基础负责从导管注入钡剂和空气。第二助手负责体位变换的辅助和阻断剂的静注。本方法由1名检者成像也不是不可能，但是由于技术稍显复杂，最好是1名乃至2名助手共同操作，这样可以更顺利更恰当地成像。

6）成像步骤（**表1**）

　　从固定在十二指肠升段（第4部）的导管开始，分数次注入250 ~ 350mL的钡剂。加上适当的压迫，同时搜索病变，如果有异常，拍摄充盈像和压迫像。

　　造影剂的前端到达末端回肠的阶段，追加

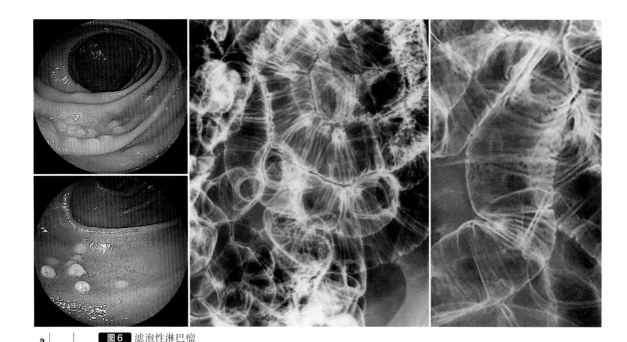

a / b | c | d

图6 滤泡性淋巴瘤

a、b DBE表现。在全小肠发现有多发和散在的白色颗粒状小隆起。

c 经管法（导管注气法）小肠造影的双重造影影像。取得大范围的小肠的双重造影影像显示出颗粒状小隆起的分布。

d 放大像。小隆起的密集部跳跃性存在的滤泡性淋巴瘤典型的病变分布。

注入 50 ~ 100mL 的钡剂之后，继续开始注入空气，成半立位仰卧位来拍摄上部小肠的双重造影图像。之后，把拍摄台放回水平，慢慢注入 800 ~ 1000mL 的空气，拍摄中部小肠的仰卧位双重造影图像。之后，成俯卧位稍微头低位，一边深呼吸一边观察。空气到达末端回肠后静注阻断剂，等待效果显现后，成俯卧位和仰卧位拍摄下部小肠以及小肠全貌的双重造影图像。之后，当阻断剂的药效结束后，再次拍摄病变部的压迫像，检查结束。像这样，经管法能拍摄小肠全域的双重造影图像，也可以发现细微的黏膜异常（**图6**）。

另一方面，实施 CE/DBE 等方法后，发现病变部位仅局限于一处，在其他部位没有异常时，或针对单发肿瘤性病变成像时，不需要对小肠整体进行双重造影，只对病变周围的充盈像和压迫像进行双重造影。这样不仅可以缩短检查时间，还可以简便地描绘出病变部更详细的黏膜异常。

读片

　　小肠 X 线造影检查的读片与其他消化道一样，对边缘像和黏膜像分析。边缘像是通过造影剂的管腔充盈（充盈像）而获得的。作为充盈像（边缘像）的异常，有充盈缺损、拇指压痕像、管腔变形、狭窄、硬化像等。特别是管腔变形、狭窄异常是通过内镜检查从管腔内部的观察无法获得的，对合并变形、狭窄的炎症性疾患（溃疡性病变）的鉴别诊断极为有用。另外，有无硬化像对肿瘤性疾病的质性诊断和鉴别诊断很有用。另一方面，虽然黏膜像是通过双重造影（经管法）获得的，但也可以通过仔细的压迫法表现出来。作为黏膜像的异常，有壁龛（钡斑）、透亮像、颗粒状阴影、皱襞集中等。

　　以下，将小肠疾病分为：①呈溃疡性病变的炎症性疾病；②呈弥漫性病变的疾病；③局限性肿瘤性病变和肿块性病变。分别列举了具

表2　小肠狭窄部的X线发现和代表性疾病

狭窄部的X线发现	模式图	代表性疾病
单侧性狭窄	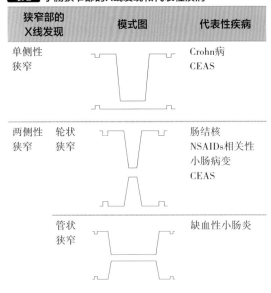	Crohn病 CEAS
两侧性狭窄　轮状狭窄		肠结核 NSAIDs相关性小肠病变 CEAS
管状狭窄		缺血性小肠炎

〔蔵原晃一, 他. 狭窄を来す小腸疾患の診断—X線診断の立場から. 胃と腸　51：1661–1674, 2016, Table 1より一部改変して転載〕

表3　在炎症性疾病中狭窄和肠系膜的位置关系

肠系膜黏着侧为主	肠系膜黏着对侧为主	与肠系膜无关系
Crohn病	缺血性小肠炎 巨细胞性血管炎 结节性多发动脉炎	NSAIDs相关性小肠病变 CEAS

〔蔵原晃一, 他. 狭窄を来す小腸疾患の診断—X線診断の立場から. 胃と腸　51：1661–1674, 2016, Table 2より一部改変して転載〕

表4　导致狭窄的炎症性疾病和背景黏膜的伴随症状

	炎症性息肉	皱襞集中像	假憩室样发现	其他发现
Crohn病	(++)	(++)	(+)	内瘘 卵石征
肠结核	(+)	(−)~(+)	(+)	萎缩 瘢痕带
NSAIDs相关性小肠病变	(−)	(−)	(−)	
CEAS	(−)	(−)~(+)	(+)	
缺血性小肠炎	(−)	(−)	(−)	

（−）：認めない，（＋）：認める，（＋＋）：高頻度に認める.
〔蔵原晃一, 他. 狭窄を来す小腸疾患の診断—X線診断の立場から. 胃と腸　51：1661–1674, 2016, Table 3より一部改変して転載〕

有代表性的疾病，总结了鉴别诊断的要点。

1. 呈现溃疡性病变的炎症性疾病

根据有无管腔变形、狭窄，将小肠溃疡病例分为管腔变形、狭窄型和多发性糜烂、溃疡型。分别对各自的鉴别诊断进行叙述。

1）管腔变形、狭窄型

在呈现溃疡性病变的非肿瘤性炎症性疾病中，作为导致管腔变形、狭窄的疾病，列举了 Crohn病、肠结核、缺血性小肠炎、NSAIDs（nonsteroidal anti-inflammatory drugs）相关性小肠病变、非特异性多发性小肠溃疡症（chronic enteropathy associated with SLCO2A1 gene，CEAS）等呈溃疡性病变的疾病。以过去的报告例和自检例的发现为基础，根据狭窄部的 X 线造影的观察结果，将狭窄分为单侧性狭窄和两侧性狭窄，再根据长轴方向的长度，将后者分为轮状狭窄和管状狭窄，如表2 所示。另外，在表3 中总结了炎症性疾病中狭窄和肠系膜的位置关系，在表4 中整理了背景黏膜的伴随症状。

单侧性狭窄见于呈纵向溃疡或有纵向溃疡倾向的病例。单侧性狭窄，从 X 线造影中，在发生单侧性变形（偏侧性变形）的区域内可见，内镜显示为连续纵向溃疡的偏心性狭窄。认为是单侧性狭窄的时候，着眼于与肠系膜的位置关系在鉴别诊断中是非常重要的。Crohn病是好发于肠系膜附着侧的纵向溃疡，呈以肠系膜附着侧为中心的单侧性变形（图4，图7，表2，表3）。在周围伴有炎性息肉和皱襞集中像，多数伴有假憩室样变形（图7，表4）。另外，狭窄的病例中形成内瘘的情况也不少（图3）。CEAS 也有因对肠道的长轴方向斜行的纵向倾向的溃疡而导致单侧性狭窄的情况，但是溃疡被认为与肠系膜附着部无关（表3）。本病只从单侧性变形而成的情况很少，如后所述，单侧性狭窄和两侧性狭窄混合，多为非对称性变形。

由于轮状狭窄合并于轮状溃疡，因此在肠结核、NSAIDs 相关性小肠病变、CEAS 等中可见（**表2**）。虽然肠结核的病变多种多样，但是轮状溃疡多为不规则形小溃疡、糜烂非连续性轮状排列，病变周围和回盲部多伴有萎缩瘢痕带、炎性息肉和变形（**表4**）。

NSAIDs 相关性小肠病变仅由小溃疡的多发而成的病例较多，而轮状溃疡也是该疾病典型的宏观形态之一，在我们研究的 36 例中有 14 例（38.9%）。轮状溃疡好发于 Kerckring 皱襞的顶部，呈现宽度狭窄、边界清晰的沟状溃疡的形态，X 线造影显示为短轴方向的宽度狭窄的溃疡（**图1**）。在轮状溃疡的治愈期，发现与 Kerckring 皱襞一致的轮状狭窄影像（**表2**）。轮状狭窄进展且呈高度的同心性狭窄的时候，被称为膜性狭窄（**图8**）。像这样，虽然在 NSAIDs 相关性小肠病变中，轮状溃疡的治愈期乃至合并膜性狭窄病例中呈轮状狭窄像，但其程度与肠系膜的位置是没有关系的（**表3**）。本病症的特征之一是即使在治愈期，背景黏膜上也没有炎性息肉和皱襞集中像等的伴随异常（**表4**）。

CEAS 的好发部位与 Crohn 病和肠结核等不同，在末端回肠的病变很少被发现。特征是在形态上呈轮状、斜向、纵向显示出融合倾向且边界清晰的溃疡，由于溃疡是横行乃至斜行的，导致单侧性狭窄和轮状性狭窄都有可能出现（**图**

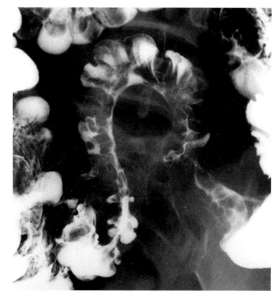

图7 Crohn病，小肠造影仰卧位压迫像
〔藏原晃一，他．狭窄を来す小腸疾患の診断—X線診断の立場から．胃と腸　51：1661-1674, 2016, Fig.1aより転載〕

9，**表2**，**表3**）。溃疡的背景黏膜看上去正常，不伴有炎性息肉和卵石征等隆起性病变，这一点虽然与 NSAIDs 相关性病变相类似，但如果加上治愈倾向，就会出现皱襞集中像和非对称性乃至偏侧性的变形，一部分会达到伴有假憩室形成的高度狭窄（**图9**，**表4**）。

管状狭窄为全周性区域性溃疡，也就是以

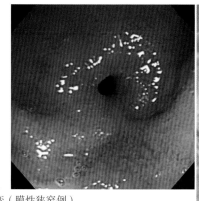

a   b

图8 NSAIDs相关性小肠病变（膜性狭窄例）
a DBE表现。回肠的膜性狭窄。管腔是针孔状狭窄。
b 同部位小肠双重造影图像。与Kerckring皱襞一致的膜性狭窄。在周围黏膜否认有皱襞集中像和炎性息肉。
〔藏原晃一，他．狭窄を来す小腸疾患の診断—X線診断の立場から．胃と腸　51：1661-1674, 2016, Fig.5より転載〕

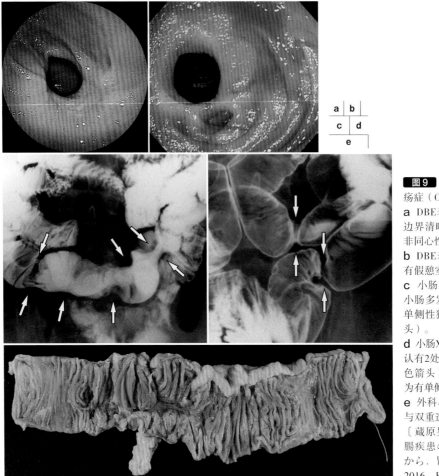

图9 非特异性多发性小肠溃疡症（CEAS）：*SLCO2A1*阳性例

a DBE表现。由伴有皱襞集中的边界清晰的浅轮状溃疡导致管腔非同心性狭窄。

b DBE表现。在轮状狭窄部附近有假憩室。

c 小肠X线造影充盈像。在中段小肠多发非对称性的变形。也有单侧性狭窄和轮状狭窄（黄色箭头）。

d 小肠X线造影双重造影图像。确认有2处非对称性的轮状狭窄（黄色箭头）。在狭窄部的周围，认为有单侧性变形和皱襞集中。

e 外科小肠切除标本肉眼表现。与双重造影相对应。

〔蔵原晃一，他．狭窄を来す小腸疾患の診断—X線診断の立場から．胃と腸 51：1661-1674，2016，Fig.6より転載〕

所谓的带状溃疡为特征，被认为是缺血性小肠炎和放射线肠炎。缺血性小肠炎在急性期表现为区域性水肿，在治愈固定期表现为管状狭窄，伴有口侧小肠扩张。周围黏膜看上去正常，不伴有隆起成分和皱襞集中像（**表4**）。缺血性小肠炎有一部分呈纵向溃疡，纵向溃疡位于肠系膜附着对侧（**表3**）。放射线肠炎与X线照射范围一致，认为有肠道的浮肿样，管腔的狭小化。Kerckring皱襞消失成为粗糙黏膜，散在着糜烂、小溃疡。病变部分和正常部分的界线不清晰，这一点是与缺血性小肠炎的鉴别点。这两种疾病以外，在肠结核的治愈期，病变的一部分也会导致管状狭窄。

此外，在巨细胞性血管炎中，末端回肠的肠系膜附着对侧有纵向倾向的溃疡，在X线造影中呈单侧性变形的病例也有报告。另外，在对结节性多发动脉炎（结节性动脉周围炎）的小肠病变切除标本的病理组织学研究中，发现肠系膜附着对侧有更明显的轮状溃疡和轮状狭窄倾向。巨细胞性血管炎和结节性多发动脉炎的主要表现都是由血管炎导致的肠道缺血为溃疡性病变，同样是以肠系膜附着对侧为主的病变，同时在周围黏膜不伴有炎性息肉和皱襞集中样等伴随症状，可以作为与其他疾病的鉴别点（**表3**，**表4**）。

如上所述，在导致小肠狭窄的炎症性疾病的X线学的鉴别诊断中，对①狭窄的形态、②狭窄和肠系膜的位置关系、③背景黏膜的伴随位置的分析是有用的。

2）多发性糜烂、溃疡型

没有明显合并管腔变形和狭窄的多发性糜烂、小溃疡的疾病，有 NSAIDs 相关性小肠病变、Crohn 病、肠道 Behçet 病 / 单纯性溃疡、各种血管炎和肠结核等。对于这些疾病，虽然以前就已知是小肠病变的存在，但随着 CE 和 DBE 的普及，小肠病变的存在诊断变得容易，近年来也不断累积新的知识。

作为 NSAIDs 相关性小肠病变，虽然前述的轮状溃疡（图 1）、轮状狭窄和膜性狭窄是典型的，但作为病变的频度，多发性的小溃疡是最多的。这些小溃疡好发于回肠而不是空肠。虽然认为排列也没有一定的倾向，但与前述的轮状溃疡一样，有在 Kerckring 皱襞上好发的倾向（图 2）。虽然也认为有轮状溃疡、纵向溃疡和轮状、膜性狭窄的并存，但是背景黏膜看上去正常，没有炎性息肉和黏膜集中这一点是共通的。想把在本病症中常见的小溃疡在小肠 X 线造影检查中表现出来是有局限的，像我们研究（图 2）所示的那样，2mm 左右大小的可以用压迫成像表现出来。意识到本病的小溃疡有好发于 Kerckring 皱襞的倾向，压迫成像可能对鉴别诊断有用（图 2）。

在小肠 Crohn 病中，以往就有人指出存在所谓的只有阿弗他溃疡的 Crohn 病。如果不考虑经过，只有小溃疡（阿弗他溃疡）而成的本病症的诊断是困难的，但其特征是小溃疡是纵向排列的。但是，近年来，根据使用 CE 的多中心研究，Crohn 病疑似病例中，不仅是纵向排列，在 Kerckring 皱襞上的轮状排列也是高发的。通过小溃疡的排列来积极诊断 Crohn 病还需要进一步的研究。

肠道 Behçet 病 / 单纯性溃疡，典型的是回盲部有边界清晰的矮生性溃疡，但缺乏典型病变，有时在小肠发现多发性小溃疡，与只有阿弗他溃疡的 Crohn 病的鉴别成为问题。本病的小溃疡，大小不同，某种程度的病变也可以用 X 线表现出来。本病有时会伴皱襞集中像。合并炎性息肉比较罕见。

在血管炎中，小肠呈多发性糜烂和小溃疡的疾病有结节性多动脉炎，显微镜下多血管炎，肉芽肿性血管炎，报告了嗜酸粒细胞性多发血管炎性肉芽肿症。在这些疾病中，由于针对原疾病使用的类固醇和免疫抑制药物而引起的巨细胞病毒（cytomegalovirus，CMV）与肠炎的鉴别，以及由于使用 NSAIDs 而引起的 NSAIDs 相关性病变的鉴别问题较多。另外，由于小肠穿孔合并的小肠病变可以左右预后的情况并不少见，所以对小肠病变的把握很重要，但这些血管炎病例多是全身状态较差，施行 DBE 和 X 线造影检查的机会有限。通过侵害较小的 CE 小肠筛查是很重要的。

以上，提到了多发性糜烂、溃疡型的鉴别诊断。对于仅由小病变而成的溃疡性病变的鉴别，X 线造影检查的表现能力有限，内镜检查更有用。在多发性小溃疡的确诊病例中，多数在其他部位伴有典型病变以及伴有特征性的变形和狭窄像，在覆盖整个小肠的粗大病变和典型异常的筛查中也应该活用 X 线造影检查。今后，期望能积累包括通过 X 线造影检查对确诊病例进行后续观察的更多知识。

2. 呈弥漫性病变的疾病

"弥漫性"被定义为"病变无法明确限定，在大范围扩散的状态"，是与"局限性"相对的用语。弥漫性病变被分为皱襞肥厚，皱襞消失，多发结节，颗粒状黏膜，以及这些的组合。而且多伴有不同程度的糜烂和溃疡形成。

表 5 所示的是呈弥漫性病变的小肠疾病。分为炎症性疾病、肿瘤性疾病和其他疾病。

1）炎症性疾病

在炎症性疾病中，急性炎症和慢性炎症弥漫性病变的 X 线造影所见是不同的。急性炎症是多呈皱襞肥厚（水肿）、IgA 血管炎（图 10）、呈缺血性肠炎型的红斑狼疮肠炎（SLE）、嗜酸粒细胞性肠炎和异尖线虫症是典型例子。

另一方面，慢性炎症会出现颗粒状的黏膜变化，多伴有皱襞消失。在粪线虫病和肝吸虫

表5 呈弥漫性病变的小肠疾病

1.炎症性疾病		2.肿瘤性疾病	3.其他疾病
血管炎	原虫·寄生虫感染	淋巴增殖性疾病	淀粉样变性病
IgA血管炎	胃线虫症	成人T细胞性淋巴瘤	肠淋巴管扩张症
全身性红斑狼疮	粪线虫症	IPSID（包括MALT淋巴瘤）	肠管囊肿样气肿症
嗜酸细胞性肠炎	梨形鞭毛虫病	滤泡性淋巴瘤	系统性硬皮病
乳糜泻	等孢球虫病	套细胞淋巴瘤	里吉荣二郎病
胶原性小肠炎	移植物抗宿主病	MEITL	其他
细菌感染症		转移性肿瘤	
Whipple病		消化道息肉病	

IPSID：免疫增生性小肠疾病（immunoproliferative small intestinal disease）；MEITL：单形上皮性肠T细胞淋巴瘤（monomorphic epitheliotropic intestinal T-cell lymphoma）.
〔江崎幹宏，他. びまん性病変. 胃と腸 52：624-625, 2017，Table 1より一部改変して転載〕

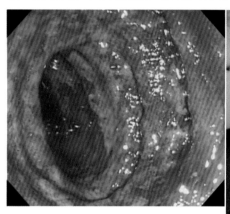
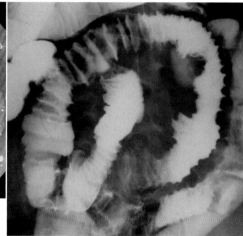

図10 IgA血管炎
a DBE表现。空肠的全周性发红水肿状黏膜。
b 小肠造影充盈像。在中段小肠认为有大范围的皱襞水肿。

病的慢性期，由于绒毛萎缩而呈现大小不同的微细颗粒状黏膜，而兰氏贾第虫病的颗粒状变化轻微，仍能保持着皱襞。乳糜泻也是由于绒毛萎缩，黏膜呈微细颗粒状，相反 Whipple 病的颗粒状黏膜表现反映了泡沫状巨噬细胞对黏膜固有层的的集簇和炎症细胞浸润造成的绒毛的肿大和凌乱（图11）。

2）肿瘤性疾病

在肿瘤性疾病中，淋巴增殖性疾病最能形成多样的弥漫性病变。虽然滤泡性淋巴瘤呈多发颗粒状小隆起，但小隆起的密集部多呈跳跃存在的特征性分布（图6）。套细胞淋巴瘤由于多发大小不同的半球状隆起而呈现多发结节状黏膜。MALT（mucosa-associated lymphoid tissue）淋巴瘤的特殊类型免疫增生性小肠疾病（immunoproliferative small intestinal disease，IPSID）和单形上皮性肠 T 细胞淋巴瘤（monomorphic epitheliotropic intestinal T-cell lymphoma，MEITL）呈现颗粒状黏膜，根据淋巴瘤细胞浸润肠壁的程度，不少情况下伴有皱襞肥厚症状。

3）其他疾病

在淀粉样变性中，根据沉着的淀粉样蛋白的种类不同，弥漫性病变的表现也不同。在 AL 淀粉样变性中，由于在黏膜下层和固有肌层有淀粉样蛋白块状沉着，因此呈现多发性的 SMT 样隆起和弥漫性的皱襞肥厚像。另一方面，在 AA 淀粉样变性中，由于以黏膜固有层以及黏膜下层的血管壁周围为中心的淀粉样蛋白的沉着，呈现颗粒状粗糙黏膜。如果都是急性期缺

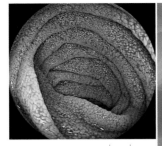
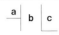
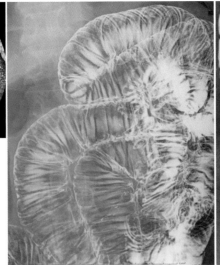
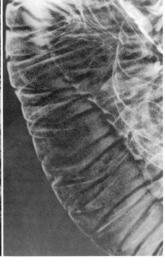

图11 Whipple病
a DBE表现。空肠的黏膜面是呈弥漫性白色绒毛的水肿。
b、c 小肠造影双重造影图像。在小肠有大范围的细微颗粒状黏膜和伴有轻度的皱襞水肿。

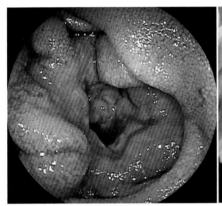
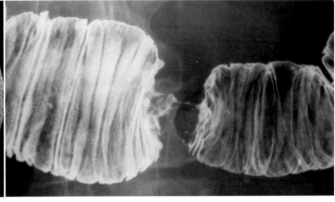

a | b

图12 空肠癌
a DBE表现。在空肠有全周性2型样晚期癌。
b 小肠造影双重造影图像。在病变两端伴有突出边缘（overhanging edge）的苹果核像。认为是两侧性狭窄变形。伴有口侧小肠的扩张。
〔藏原晃一，他．狭窄を来す小腸疾患の診断—X線診断の立場から．胃と腸 51：1661-1674, 2016，Fig.8 より転載〕

血性变化的情况，则皱襞肥厚，还伴有糜烂和溃疡形成。此外，肠气囊肿病伴有空气密度的多发结节隆起，肠淋巴管扩张症多发结节隆起伴有皱襞肥厚。另一方面，系统性硬皮病由于在固有肌层中的胶原纤维的增生和肌肉组织的萎缩，呈现被称为螺旋弹簧表现的弥漫性的小肠扩张。

3. 局限性的肿瘤性病变和肿块性病变

小肠中常见的代表性肿瘤性病变有原发性小肠癌、转移性小肠癌、NET、淋巴增殖性疾病（恶性淋巴瘤）。

据报告，原发性小肠癌占小肠肿瘤的约10%。早期癌多呈隆起型或者是表面隆起型〔也就是所谓的LST（侧向发育型肿瘤）样〕，晚期癌大致分为隆起型和溃疡型，后者又细分为非狭窄型、管外发育型、轮状狭窄型，轮状狭窄型最常见，多以狭窄症状作为诊断契机。轮状狭窄型的特征是长轴方向的短狭窄和高度壁伸展不良，X线造影显示物是被称为napkin-ring sign，也就是所谓的呈苹果核像，在狭窄的两端有由病变的周堤形成的突出边缘（overhanging edge），伴有口侧肠道的扩张像（**图**

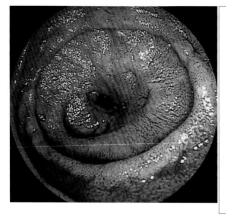
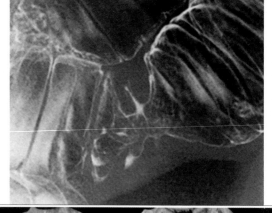
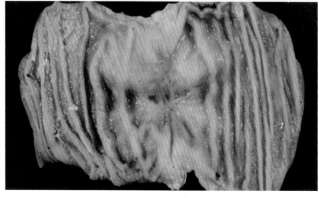

图13 滤泡性淋巴瘤

a | b
— | —
   | c

a DBE表现。在空肠存在全周性狭窄型病变。
b 小肠造影双重造影图像。作为狭窄型肿瘤性病变被表现出来。伴有鱼骨状的伸出。
c 外科切除标本肉眼表现。与双重造影图像对应。

〔a、b：藏原晃一，他．狭窄を来す小腸疾患の診断—X線診断の立場から．胃と腸　51：1661-1674，2016，Fig.10より転載〕

12）。在 X 线造影中，有无壁伸展不良和突出边缘（overhanging edge），对于鉴别可能导致狭窄的恶性淋巴瘤、转移性肿瘤和神经内分泌肿瘤（类癌瘤）或炎症性疾病很重要。

其他器官原发的肿瘤有血源性或淋巴原性向小肠远处转移的小肠病变（转移性小肠肿瘤）。转移性小肠肿瘤的原发灶以肺癌（大细胞型居多）最常见，其他有恶性黑色素瘤、肾癌、食管癌、前列腺癌等。比起回肠更好发于空肠，单发性或多发性病变。病变呈肿块型、表面隆起型、溃疡型等各种各样的形态，特征是在病变整体或者一部分存在黏膜下肿瘤样（submucosal tumor，SMT）的表现。与原发性小肠癌不同，在全周性病变中也有很多保持壁伸展性的病例，因此肠梗阻症状很少见，多以

出血和穿孔作为诊断契机。肠梗阻症状在组织病理学上限于间质多的癌或合并肠套叠的病例中。在与原发性小肠癌和恶性淋巴瘤等的鉴别中，SMT 样的观察很重要，另外，与病变的大小相比，能保持着壁伸展性这一点成为鉴别点。X 线造影检查对后者的确认特别有用。

小肠神经内分泌肿瘤（neuroendocrine cell tumor，NET）好发于回肠至末端回肠，其形态特征是在顶部伴有小凹的呈黄白色至发红的 SMT 样隆起。随着肿瘤的发育，顶部的小凹糜烂、溃疡化，导致在固有肌层更深浸润，并引发伴有高度纤维化的肠系膜萎缩（mesenteric retraction）。由于接近全周性病变的壁伸展不良，呈现狭窄像，因此与原发性小肠癌相鉴别成为问题，但是在 X 线造影中没有 overhanging edge

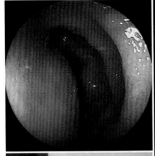
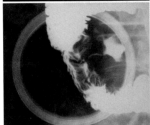
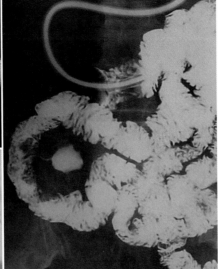
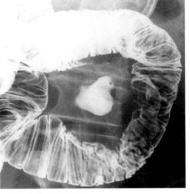
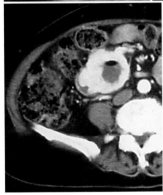
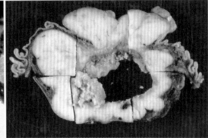

图14 空肠GIST

a DBE表现。确认是上段空肠的SMT表现。

b 导管注气法小肠X线造影图像。边加上压迫边拍摄充盈像。在右上腹部发现有大面积的空白区域 。在其内部中央发现有钡剂的漏出。

c 同压迫像。在空白区域附近的空肠，表现出伴有壁龛的透亮像。壁龛是连接着肠管外的钡剂，是瘘孔形成的表现。

d 同俯卧胃双重造影图像。管腔内隆起的表面平滑，在管外性为主发育形成瘘孔的SMT，在管腔内隆起的肛侧空肠认为有管外性压排像。以管外性为主发育，呈现冰山像的GIST表现。

e 腹部造影CT像。在右上腹部发现是内部不均一的肿瘤。在中心坏死部认为一部分是空气密度，提示消化道的瘘孔形成。

f 外科切除标本断面像。以管外性为主发育的GIST。伴有中心坏死。

a		d
b	c	
e	f	

这一点可以成为鉴别点。另外，如果能通过 CT 或 X 线造影检查，确认肠系膜萎缩导致的肠道弯曲、变形（kinking），则强烈怀疑是本病。

小肠原发恶性淋巴瘤占小肠原发恶性肿瘤的 30% ～ 40%，是与癌和 GIST 比肩的发病率高的主要疾病。小肠淋巴瘤从肉眼形态上分为①隆起型、②溃疡型、③ MLP（multiple lymphomatous polyposis）型、④弥漫型、⑤混合型等 5 种类型。有报告显示，宏观型和组织型相关。在发现率最高的溃疡型中，DLBCL（diffuse large B-cell lymphoma）是最多的（**图4**），其次是 MALT 淋巴瘤。从 X 线造影来看，溃疡型可分为①动脉瘤型、②非狭窄型、③狭窄型等 3 种类型。其中多数为内腔呈扩张样的动脉瘤型（**图4**），或壁呈轻度狭窄状态

的非狭窄型，狭窄型的发生率低。狭窄型多为 DLBCL，也有 MALT 淋巴瘤。另外，滤泡性淋巴瘤呈典型的多发白色小隆起而成的 MLP 型，近年来，在部分典型的多发性病变中，发现有溃疡和隆起的混合及合并狭窄的混合型的报告（**图13**）。小肠淋巴瘤呈狭窄像的时候，特别是与小肠癌的鉴别成为问题。作为与小肠癌的鉴别点，淋巴瘤在狭窄的两端没有突出边缘（overhanging edge），在病变的一部分认为有 SMT 样表现，病变在长轴方向的比例多；呈管外性发育，认为有空白区域的比例多（**图4**），即使呈狭窄样，与癌相比，也能保持壁伸展性等。

小肠 GIST 约占小肠肿瘤整体的三成。GIST 根据发育形式分为①腔内型、②腔外型、

③壁内型、④混合型等4种类型，小肠GIST多为腔外型或者混合型，显示存在向腔外的发育倾向。腔外发育优势大，呈现空白区域，管腔内病变不足半周性，从病变整体来看只是"冰山一角"，被称为冰山表现（**图14**）。GIST呈现管腔狭窄像的例子很罕见，只局限于超过半周性接近全周性的管腔内病变的病例中。

综上所述，X线造影检查对肿瘤性病变的鉴别诊断如下：①有无SMT样；②有无管外性发育倾向；③狭窄部两端有无突出边缘（overhanging edge）；④壁伸展不良的程度。这些分析是很重要的。另外，在与炎症性疾病引起的小肠狭窄的鉴别中，这些分析也是有用的，特别是隆起成分（①和③）的有无成为重要的鉴别点。

此外，作为呈孤立性隆起性形态的肿瘤性病变和肿块性病变，还有脂肪瘤、IFP、pyogenic granuloma等各种SMT。在诊断中，DBE、CE比X线造影更有用，有关内镜诊断的详细情况将在笔者等的近期著作中介绍，通过X线造影也能描绘出其中的很多内容，对病变部位和全貌的把握也有很大帮助。X线造影的鉴别诊断。重点是着眼于病变表面有无凹陷及其形态，有无钡斑以及上升部分的性状。

总结

概述了小肠X线造影检查的实用成像技术和读片要点。随着CE和DBE的普及，目前实施小肠X线造影检查的机会正在逐渐减少，但在生理管腔狭窄的小肠中，与其他部位的消化道相比，有不少合并狭窄和瘘孔形成的病例，结合X线造影检查对诊断是有用的。特别是管腔变形、狭窄，通过内镜检查从管腔内部的观察无法获得轮廓线时，其解析对鉴别诊断极为有用，从诊断能力的观点看有凌驾于内镜检查之上的可能性。在小肠疾病的诊断中，在内镜检查和CT/MRI的基础上，根据情况不同构建包括X线造影检查在内的相辅相成的检查体系很重要。

另外，如本文的图表所示，双重造影图像可以与切除标本肉眼表现进行对比，其读片与术前对切除标本进行肉眼观察是相似的。包括双重造影图像在内的临床影像与切除标本肉眼像、病理组织像的对比，是形态诊断学的基础，将通过对比所得的知识应用于包括内镜检查在内的日常诊疗中，希望能提高诊断能力。期待本文能为小肠X线造影检查的技术和知识的普及和传承做出贡献。

参考文献
[1]蔵原晃一，河内修司，川崎啓祐，他．小腸潰瘍の鑑別診断—X線診断を中心に．胃と腸 49: 1267–1281, 2014.
[2]蔵原晃一，八板弘樹，浅野光一，他．狭窄を来す小腸疾患の診断—X線診断の立場から．胃と腸 51: 1661–1674, 2016.
[3]蔵原晃一，渕上忠彦．小腸X線造影．胃と腸 47: 638–639, 2012.
[4]八尾恒良．小腸X線検査法．「胃と腸」編集委員会（編）．胃と腸ハンドブック．医学書院，pp 186–194, 1992.
[5]飯田三雄，天野角哉．小腸X線検査—基本的手技．胃と腸 32: 1383–1387, 1997.
[6]松本主之，江﨑幹宏，森山智彦，他．ダブルバルーン小腸内視鏡検査の有用性—小腸二重造影法との比較．胃と腸 40: 1503–1507, 2005.
[7]蔵原晃一，渕上忠彦．GIST（gastrointestinal stromal tumor）の診療．臨床診断の進め方—画像診断（消化管造影，CT, MRI）．消臨 8: 646–651, 2005.
[8]蔵原晃一，川崎啓祐，吉野修郎，他．出血性小腸疾患に対する診断手技—小腸X線造影検査について．胃と腸 45: 343–354, 2010.
[9]蔵原晃一，吉田雄一朗，和智博信，他．小腸の腫瘍性・腫瘍様疾患—小腸黏膜下腫瘍：黏膜下腫瘍様隆起の形態を呈する腫瘍性・腫瘍様病変．胃と腸 54: 473–484, 2019.
[10]平川克哉，松本主之，加藤秀典，他．中部小腸に発生したカルチノイド腫瘍の1例．胃と腸 35: 1097–1102, 2000.
[11]清水誠治．輪状潰瘍．胃と腸 47: 712, 2012.
[12]松本主之，蔵原晃一，平井郁仁，他．NSAID起因性小腸潰瘍のX線診断．胃と腸 46: 145–155, 2011.
[13]梅野淳嗣，江﨑幹宏，平野敦士，他．非特異性多発性小腸潰瘍症/CEASの臨床像と鑑別診断．胃と腸 52: 1411–1422, 2017.
[14]河内修司，蔵原晃一，川崎啓祐，他．ダブルバルーン小腸内視鏡にて病変を観察しえた非特異性多発性小腸潰瘍症の1例．胃と腸 49: 1318–1325, 2014.
[15]松本主之，檜沢一興，中村昌太郎，他．小腸の非腫瘍性疾患におけるX線検査の有用性—鑑別診断の立場から．胃と腸 38: 1005–1016, 2003.
[16]梅野淳嗣，江﨑幹宏，前畠裕司，他．虚血性小腸炎の臨床像．胃と腸 48: 1704–1716, 2013.
[17]八尾恒良，小川清，下田悠一郎，他．腸結核の小腸X線像の分析．胃と腸 12: 1467–1480, 1977.
[18]川崎啓祐，蔵原晃一，大城由美，他．消化管病変を

認めたgiant cell arteritisの1例. 胃と腸 50: 1411-1419, 2015.

[19]黒岩琴和, 八尾隆史, 岩下明德. 結節性動脈周囲炎における腸潰瘍の病理学的特徴. 胃と腸 26: 1257-1265, 1991.

[20]Matsumoto T, Kudo T, Esaki M, et al. Prevalence of non-steroidal anti-inflammatory drug-induced enteropathy determined by double-balloon endoscopy. A Japanese multicenter study. Scand J Gastroenterol 43: 490-496, 2008.

[21]江崎幹宏. クローン病の小腸病変に対する内視鏡評価の意義. 医のあゆみ 256: 1031-1034, 2016.

[22]松本主之, 江崎幹宏, 久保倉尚哉, 他. 腸管Behçet病と単純性潰瘍—小腸内視鏡所見の比較. 胃と腸 46: 1007-1015, 2011.

[23]岡本康治, 蔵原晃一, 江崎幹宏, 他. 血管炎による消化管病変の臨床診断—好酸球性多発血管炎性肉芽腫症（Churg-Strauss症候群）. 胃と腸 50: 1372-1380, 2015.

[24]田中貴英, 蔵原晃一, 南満芳, 他. 膠原病・血管炎の消化管病変と皮膚病変. 胃と腸 51: 1019-1030, 2016.

[25]平井郁仁, 別府孝浩, 西村拓, 他. 小腸小病変に対する内視鏡所見および診断能の検討—びらん. 潰瘍性病変の鑑別を中心に. 胃と腸 44: 983-993, 2009.

[26]江崎幹宏, 松本主之. びまん性病変. 胃と腸 52: 624-625, 2017.

[27]蔵原晃一, 川崎啓祐, 長末智寛, 他. Whipple病. 胃と腸 53: 489-495, 2018.

[28]中村昌太郎, 松本主之, 池上幸治, 他. 空・回腸悪性リンパ腫168例の臨床病理学的特徴—X線・内視鏡所見を中心に. 胃と腸 48: 1461-1473, 2013.

[29]蔵原晃一, 大城由美, 岡本康治, 他. 消化管アミロイドーシスの臨床像—画像診断を中心に: アミロイドーシスの小腸病変の特徴. 胃と腸 49: 311-319, 2014.

[30]蔵原晃一, 田中貴英. coiled-spring appearance（sign）. 胃と腸 52: 638, 2017.

[31]Mitsui K, Tanaka S, Yamamoto H, et al. Role of double-balloon endoscopy in the diagnosis of small-bowel tumors: the first Japanese multicenter study. Gastrointest Endosc 70: 498-504, 2009.

[32]小林広幸, 渕上忠彦, 堺勇二, 他. 小腸の出血性疾患. 胃と腸 40: 508-518, 2005.

[33]岩下生久子, 牛尾恭輔, 岩下明德, 他. 転移性小腸腫瘍の画像診断. 胃と腸 38: 1799-1813, 2003.

[34]Yaita H, Nakamura S, Kurahara K, et al. Primary small-bowel adult T-cell leukemia/lymphoma with gastric AL amyloidosis. Endoscopy 46: E613-614, 2014.

[35]Kawasaki K, Nakamura S, Kurahara K, et al. Primary small-bowel follicular lymphoma with a stenosis: radiographic and endoscopic findings. Gastrointest Endosc 83, 267-268, 2016.

[36]Kawasaki K, Kurahara K, Matsumoto T. Pyogenic granuloma of the ileum depicted by small-bowel radiography, capsule endoscopy and double balloon endoscopy. Dig Liver Dis 47: 436, 2015.

Summary

Radiographic Diagnosis of the Small Bowel Disease

Koichi Kurahara[1], Shuji Kochi[1,2],
Keisuke Kawasaki[1,3], Yuichiro Yoshida[1,2],
Tomohiro Nagasue, Ema Washio,
Junji Umeno[2], Takehiro Torisu,
Motohiro Esaki[4], Yumi Oshiro[5],
Shotaro Nakamura[3], Takashi Yao[6],
Hiroyuki Kobayashi[1,7], Takayuki Matsumoto[3],
Akinori Iwashita[8], Tadahiko Fuchigami[1]

Small bowel radiography is classified according to the barium administration method into the per-oral and per-intestinal methods（sonde method）. Barium-filled and compression images are obtained using the per-oral method; the per-intestinal method also obtains barium-filled and compression images, but it also obtains double-contrast images by administering air in addition to barium. In the radiographic diagnosis of inflammatory disease with ulcerative lesions（particularly for cases with luminal deformity and stenosis）, the analysis of（1）the morphology of the stenosis area,（2）the positional relationship of the stenosis and mesentery, and（3）the associated findings of the surrounding mucous membrane are useful for differential diagnosis. In diseases with diffuse lesions, most cases present with mucosal fold hypertrophy, combined with granular mucosa on radiography; the analysis of both findings is important for diagnosis. For differential diagnosis of neoplastic lesions, it is useful to analyze（1）the presence or absence of SMT（submucosal tumor）-like findings,（2）the presence or absence of a tendency for extraluminal growth,（3）the presence or absence of an overhanging edge at both ends of the stenotic area, and（4）the degree of poor distensibility of the wall. The endoscopic approach is limited in cases with concurrent stenosis when the lumen of the small intestine is physiologically narrow. The concurrent use of barium radiography is often useful for obtaining an image of the entire lesion. In particular, findings of luminal deformities and stenosis on barium radiography depict contour lines, which cannot be obtained on endoscopy by intraluminal observation and are thus extremely useful for differential diagnosis. Also, from the perspective of diagnosability, it can be superior to endoscopic examination.

[1]Division of Gastroenterology, Matsuyama Red Cross Hospital, Matsuyama, Japan.

[2]Department of Medicine and Clinical Science, Graduate School of Medical Sciences, Kyushu University, Fukuoka, Japan.

[3]Division of Gastroenterology, Department of Internal Medicine, Iwate Medical University, Morioka, Japan.

[4]Department of Endoscopic Diagnostics and Therapeutics, Saga University Hospital, Saga, Japan.

[5]Department of Pathology, Matsuyama Red Cross Hospital, Matsuyama, Japan.

[6]Department of Human Pathology, Juntendo University, School of Medicine, Tokyo.

[7]Institute of Gastroenterology, Fukuoka Sanno Hospital, Fukuoka, Japan.

[8]AⅡ Research Institute of Pathology & Image Diagnosis, Chikushino, Japan.

大肠：灌肠 X 线造影

——关于对比大肠上皮性肿瘤中灌肠 X 线造影、普通内镜以及放大内镜的浸润深度诊断能力的讨论

川崎 启祐[1]

永塚 真[2]

田中 义人

漆久保 顺[1]

平井 南

久米井 智

梁井 俊一

赤坂 理三郎

鸟谷 洋右

菅井 恭平

富田 一光

大泉 智史

上杉 宪幸[2]

中村 昌太郎[1]

菅井 有[2]

松本 主之[1]

摘要●以过去5年间所施行的灌肠X线造影检查、普通内镜检查、NBI以及色素放大内镜检查的大肠上皮性肿瘤95例为对象，探讨了SM深部浸润癌的X线造影所见，以及各检测法对SM深部浸润癌的诊断能力。灌肠X线造影显示，SM深部浸润癌与腺癌、黏膜内癌、SM浅浸润癌相比，其表面平滑、凹陷内不规则，侧面变形的发生率明显更高。SM深部浸润癌的正确诊断率是：灌肠X线造影检查为78.9%，普通内镜检查为78.9%，NBI放大内镜检查为89.5%，色素放大内镜检查为85.3%。另外，灌肠X线造影检查对SM深部浸润癌诊断的灵敏度最高，特异度最低。综上所述，对于内镜检查难以诊断浸润深度的大肠癌，灌肠X线造影检查可能是有用的检查方法。

关键词　大肠癌　灌肠 X 线造影　NBI　放大内镜　深度

[1] 岩手医科大学医学部内科学講座消化器内科消化管分野
　〒020-8505 盛岡市内丸 19-1　E-mail：kkeisuke@iwate-med.ac.jp
[2] 同　病理診断学講座

简介

作为大肠上皮性肿瘤的浸润深度诊断方法，灌肠 X 线造影检查（barium enema examination，BE）和内镜检查是主要的检查方法。其中内镜检查法的进步惊人，普通内镜检查（colonoscopy，CS）、超声内镜检查，同时使用 NBI（narrow band imaging）、BLI（blue laser imaging）等把图像增强的放大内镜检查正在普及。此外，超放大内镜和共聚焦内镜等显微内镜的诊断能力也备受期待。

另一方面，最古典的检查法 BE，因病变的表现和读片需要技术和经验，而且存在辐射伤害的问题，有被回避的倾向。然而通过使用 BE 可以客观地掌握病变的大小和部位，有优于内镜检查的地方。另外，通过 FPD（flat panel detector）、C 臂装置等 X 线拍摄装置的开发，病变的发现率也有所提高。过去，虽然可散见针对早期大肠癌的 BE 浸润深度诊断相关的报告，但讨论其与放大内镜检查诊断能力比较的报告很少。因此，本文概述了 BE 的成像方法，针对施行了 BE、CS、NBI 放大内镜（magnifying NBI，M-NBI）以及色素放大内镜（magnifying chromoendoscopy，M-CE）的所有病变，讨论

表1 灌肠X线造影检查的实践

〈前处置〉

前2天：口服匹可硫酸钠

前1天：市售检查用低渣食物，饭后口服柠檬酸镁，21点口服匹可硫酸钠

当日：使用早栓剂（2次）

〈使用的X线装置〉

X线成像装置：使用搭载FPD的装置

〈使用的药剂〉

造影剂：硫酸钡粉末制剂（硫酸钡灌肠剂）调整为100%W/V

解痉剂：肌肉注射丁溴东莨菪碱

〈检查的步骤〉

①在透视检查台上成左侧卧位，继直肠指诊后插入灌肠注射器

②在俯卧位开始注入造影剂，随着体位变换，使其向深部移动至肿瘤附近（**图1a**）

③通过适当压迫或体位变换使造影剂附着在病变上，空气量从少量开始逐渐增加，拍摄薄层和双重造影（**图1b～e**）

④拍摄侧位像，要微妙地变换体位并拍摄数张影像（**图1f**）

了各检查法的浸润深度诊断能力。

对象和方法

1. 对象

以在笔者所在科室 2014—2018 年的 5 年间，所有施行了 BE、CS、M-NBI、以及 M-CE 的内镜乃至外科切除的大肠上皮性肿瘤为对象，回顾性讨论了影像表现和病理组织学结果。评估项目包括：年龄，性别，肿瘤大小，病变部位，肉眼所见，BE 所见，内镜所见，病理组织学结果，治疗方法。病变部位分为在右半结肠（盲肠到横结肠）和左半结肠（降结肠到直肠），肉眼所见大致分为隆起型和浅表型。

2. 灌肠X线造影检查法

1）实际检查法（**表1**）

以下记述了笔者们的检查方法。作为检查前准备，首先在前 2 天口服匹可硫酸钠，前 1 日是进食检查用低渣食物，晚饭后口服柠檬酸镁，21 点口服匹可硫酸钠，当日使用早栓剂（2 次）。现在，笔者们是使用 FPD 搭载装置作为 X 线拍摄装置。造影是硫酸钡粉末配方（硫酸钡灌肠剂），调整为 100%W/V。

肌肉注射解痉剂（丁溴东莨菪碱），在透视检查台上成左侧卧位，直肠指诊后插入灌肠注射器，在俯卧位开始注入造影剂，随着体位变换使其在深部移动到达肿瘤附近（**图 1a**）。适当采用压迫法或体位变换使造影剂附着在病变上，空气量从少量开始逐渐增加，拍摄薄层或双重造影（**图 1b～e**）。特别是在侧位像的拍摄，微妙地变换体位同时进行数张拍摄（**图 1f**）。

2）X线造影结果的分析

根据已经报告的 SM 深部浸润所见，对①皱襞集中、②表面性状、③凹陷内的性状（凹陷内隆起，凹陷底不均一）、④深凹陷、⑤侧面变形等 5 个方面进行了判定。

3. 内镜所见

综上所述，作为 SM 深部浸润所见，在包括色素内镜的 CS 所见中，研究了皱襞集中，膨胀外观，凹陷内的不规则（凹陷内隆起，凹陷底不均一），表面粗糙度，有无梯形抬高。作为放大内镜结果，对 M-NBI 的判定使用 JNET（the Japan NBI Expert Team）分类，M-CE 遵从工藤·鹤田分类判定 pit pattern。

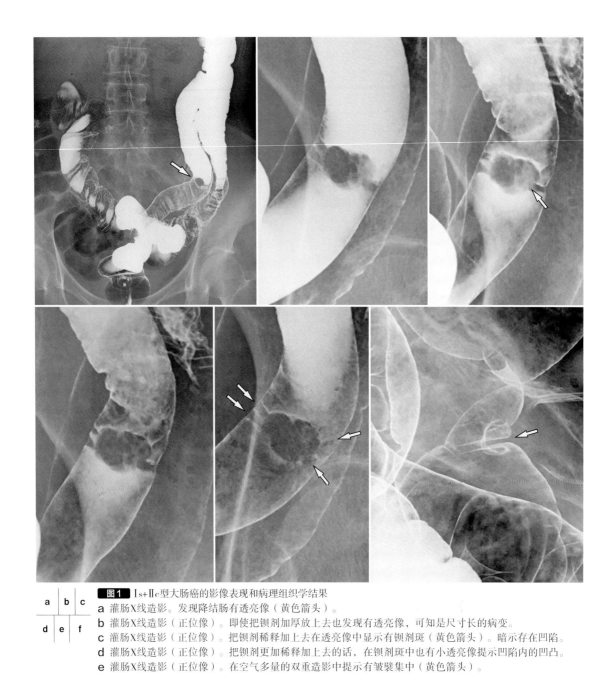

|a|b|c|
|d|e|f|

图1 Ⅰs+Ⅱc型大肠癌的影像表现和病理组织学结果

a 灌肠X线造影。发现降结肠有透亮像（黄色箭头）。

b 灌肠X线造影（正位像）。即使把钡剂加厚放上去也发现有透亮像，可知是尺寸长的病变。

c 灌肠X线造影（正位像）。把钡剂稀释加上去在透亮像中显示有钡剂斑（黄色箭头）。暗示存在凹陷。

d 灌肠X线造影（正位像）。把钡剂更加稀释加上去的话，在钡剂斑中也有小透亮像提示凹陷内的凹凸。

e 灌肠X线造影（正位像）。在空气多量的双重造影中提示有皱襞集中（黄色箭头）。

f 灌肠X线造影（侧位像）。发现有侧面变形（黄色箭头）。

BE 结果和内镜结果由 2 位消化内科医生判定。首先判定内镜结果，之后进行 BE 的读片。针对判定结果有争议的病变，2 位判定医生在讨论后做出最终判定。

4. 病理组织学的结果

病理组织学的结果也是由 2 位病理医生判定，结果存在争议的病变在协商后做出最终判定。肿瘤的组织类型大致区分为腺瘤，包括腺瘤内癌的黏膜内癌（M 癌）、黏膜下层浸润癌。黏膜下层浸润深度遵从大肠癌诊疗公约分为 SMs（垂直浸润距离小于 1000μm）和 SMm（垂直浸润距离大于 1000μm）。根据以上结果，

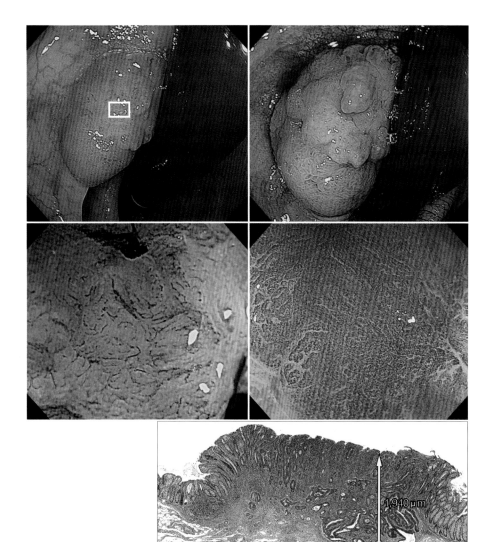

g	h
i	j
	k

图1（续）

g 普通内镜影像。显示为发红的广基隆起性病变。

h 色素散布像。在隆起的表面有明显的凹陷，并且凹陷内凹凸不规则。

i NBI放大像（g的白框部）。结构紊乱且血管呈碎裂化。可诊断为JNET分类Type 3。

j 结晶紫染色放大像（g的白框部）。边缘不规则，可见内腔狭小化后的强烈不规则的pit，可诊断为VI型高度不规则。

k 病理组织像。中高分化腺癌，浸润深度由于黏膜肌层断裂，从最浅层测定是1940μm（黄色箭头）。最终病理诊断是，腺瘤癌变，tub1>tub2，SM2（1940μm），Ly0，V0，INFb，int，ow（-），aw（-），促结缔组织增生反应阳性，出芽征Grade 1，N0。

表2 病例的细目（*n*=95）

平均年龄 ± 标准差	（69.5 ± 8.9）岁
性别	
男性	51
女性	44
平均肿瘤直径 ± 标准差	（37.9 ± 30.4）mm
病变部位	
右半结肠	38
左半结肠	57
肉眼表现	
隆起型	36
浅表型	59
组织型·深度	
腺瘤	16
M癌	49
SMs癌	8
SMm癌	22
治疗	
EMR	4
ESD	66
外科切除	25

EMR：endoscopic mucosal resection；ESD：endoscopic submucosal dissection

将病变大致分为 SMm 癌和其他（腺瘤、M-SMs 癌），并比较了 X 线和内镜的观察结果。

结果

1. 对象病例的临床像（图2）

讨论对象总共 95 例，95 例均存在病变。**表2** 所示的是临床病理学特征。平均肿瘤直径 ± 标准差是（37.9 ± 30.4）mm，部位为右半结肠 38 例（盲肠 10 例、升结肠 13 例、横结肠 15 例），左半结肠 57 例（降结肠 8 例、乙状结肠 19 例、直肠 30 例）肉眼所见分为隆起型 36 例，浅表型 59 例。

2. 腺瘤·M-SMs癌和SMm癌的比较

95 例病变对象分为腺瘤·M-SMs 癌 73 例和 SMm 癌 22 例的两组。**表3** 比较了两组之间的 X 线和内镜结果做了比较。作为 BE 结果，SMm 癌与腺瘤·M-SMs 癌相比表面平滑（**图2a**），凹陷内不规则（**图1**，**图3**，**图4**），侧面变形（**图1**，**图4**）的发生率明显更高。

表3 腺瘤·M-SMs癌和 SMm癌的影像发现的比较

	腺瘤 M-SMs癌73例	SMm癌22例	*P*值
皱襞灌肠X线造影检查（BE）表现			
皱襞集中	12例（16.4%）	7例（31.8%）	0.1338
表面平滑	7例（9.6%）	11例（50%）	0.0001
凹陷内的不规则	3例（4.1%）	6例（27.3%）	0.0044
明显的凹陷	1例（1.4%）	0例（0）	1
侧面变形	13例（17.8%）	18例（81.8%）	0.0001
一般内镜检查（CS）发现			
膨胀外观	12例（16.4%）	13例（59.1%）	0.0002
紧满感	2例（2.7%）	13例（59.1%）	0.0001
凹陷内的不规则	2例（2.7%）	7例（31.8%）	0.0004
表面粗糙	1例（1.4%）	5例（22.7%）	0.0023
梯形抬高	2例（2.7%）	9例（40.9%）	0.0001
NBI放大内镜（M-NBI）表现物（JNET分类）Type 3	2例（2.7%）	14例（63.6%）	0.0001
色素放大内镜（M-CE）表现物（pit pattern分类）VI型高度不规则或VN型	9例（12.3%）	17例（77.3%）	0.0001

JNET：日本NBI专家团队

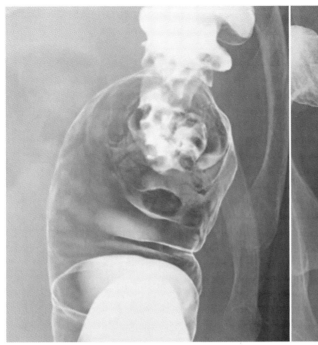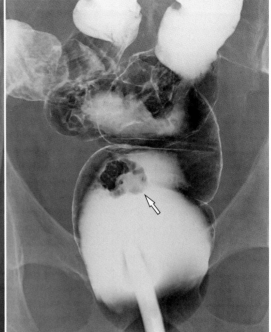

图2 灌肠X线造影表现
a 表面平滑。
b 深凹陷（黄色箭头）。

在皱襞集中（**图1，4**）， 明显的凹陷方面（**图2b**）发生率没有差别。

作为CS结果，SMm癌与腺瘤·M-SMs癌相比，皱襞集中（**图5a**）、膨胀外观（**图5b**）、凹陷内的不规则（**图1，图3**）、表面粗糙（**图5c**）、梯形抬高（**图4**）的发生率明显高。另外，M-NBI显示JNET分类Type 3 SMm癌（**图1**）发生率较高，M-CE显示VI型高度不规则或VN型（**图1，图3**）的发生率较高。

3.浸润深度诊断能力

以腺瘤·M-SMs癌和SMm癌在诊断阳性率上有显著性差异的某一依据作为判定基准，计算各检查法的SMm癌的诊断能力（**表4**）。M-NBI的正确诊断率最高，其次是M-CE，BE和CS的正确诊断率较低。另外，BE对SMm癌诊断的灵敏度和阴性预测值比其他检查法都高，特异度和阳性预测值偏低。这种倾向也出现在CS上。

研究

BE是在20世纪初发明出来的检查方法，在1961年Brown开发了使用口服的盐类泻药的前处置法并普及。之后，在日本开始使用双重造影法，在20世纪90年代后期从胶卷/屏幕方式的拍摄装置（conventional film-screen system，CFSS）开始搭载400万像素CCD镜头的DR（digital radiography）装置（4M-DR）和FPD相继登场了。FPD能实时成像和连续拍摄，辐射剂量也降低了。另外，通过与多方向X线透视拍摄装置（C臂）组合，原本表现困难的病变也能够比较容易地表现出病变的正位像和侧位像。像本研究所示的那样，通过恰当的施行BE能使大肠癌的浸润度诊断提高。可以说，是如今作为精密检查法的有意义的技术。

在20世纪80年代至90年代以日本为中心讨论了关于BE的大肠癌浸润深度诊断能力。在Watari等的非带蒂型的97例大肠癌病例的

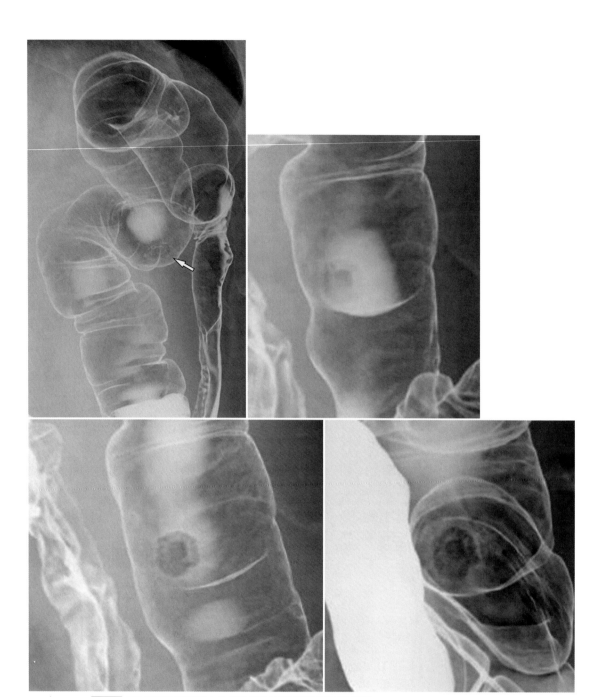

图3 伴有凹陷内隆起的大肠癌的影像结果和病例组织学结果

a 灌肠X线造影图像。发现靠近横结肠脾曲处有病变（黄色箭头）。

b 灌肠X线造影（正位像）。把钡剂加厚放上去，能作为在周围稍有隆起部位的透亮像被表现出来。中心的透亮像比周围的透亮像更明显，比起周围的隆起，中心的隆起尺寸更大。

c 灌肠X线造影（正位像）。用薄层法能表现出周围的平坦隆起和中心隆起之间的钡剂斑，即：周围是平坦的隆起，在内部有凹陷形成，并且能发现在凹陷内部在一段较大的隆起所形成的病变。

d 灌肠X线造影（正位像）。双重造影能清晰地表现出病变。

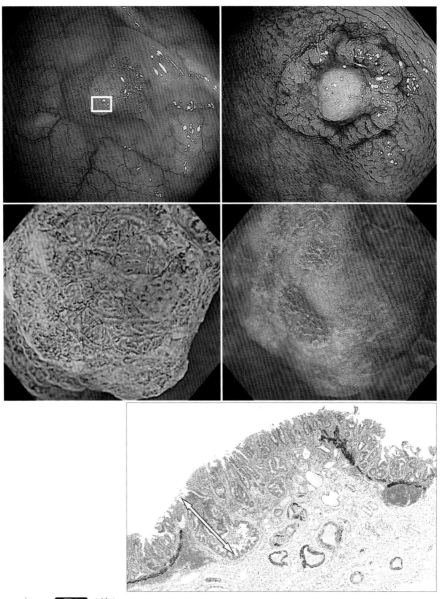

<table>
<tr><td>e</td><td>f</td></tr>
<tr><td>g</td><td>h</td></tr>
<tr><td></td><td>i</td></tr>
</table>

图3（续）

e 普通内镜影像。显示是发红的平坦隆起。在中心存在尺寸稍大的隆起。

f 色素散布像。凹陷的存在变得明显。发现还有凹陷内隆起。

g NBI放大像（e的白框部）。发现有不规则的血管和结构紊乱。虽然纠结是Type 2B 还是Type 3，但是从能观察构造这一点诊断是Type 2B。

h 结晶紫染色放大影像（e的白框部）。发现存在无结构区域，诊断为VN型。

i 病理组织像［肌间线蛋白（desmin）染色］被认为是高分化腺癌，破坏了肌层向黏膜下层浸润（浸润深度1330μm，黄色箭头）。最终病理诊断是，高分化腺癌（well differentiated adenocarcinoma），SM2（1330μm），Ly0，V0，INFb，int，ow（-），aw（-），budding，Grade 1，N0。

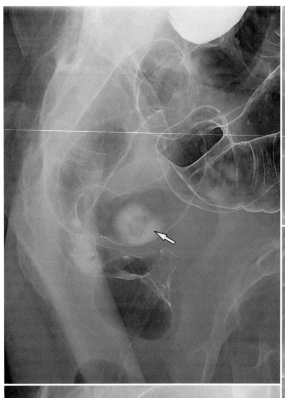

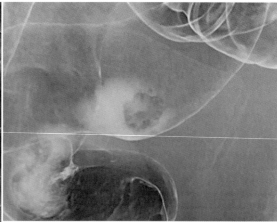

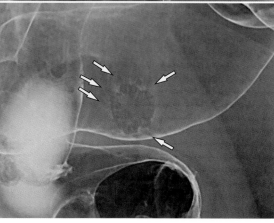

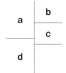

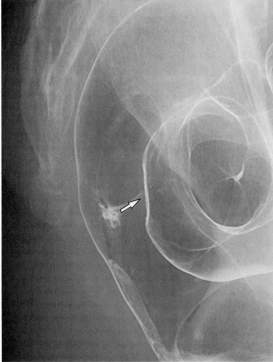

图4 X线和放大内镜检查存在分歧的大肠癌的影像表现和病例组织学结果

a X线造影图像。发现在乙状结肠有透亮像（黄色箭头）。

b 灌肠X线造影图像（正位像）。用薄层法显示在病变的周围有透亮像在内部能表现出钡剂斑。并且发现在这个钡剂斑中有透亮像，暗示存在凹陷内隆起。

c 灌肠X线造影图像（正位像）。用双重造影发现是从周围的皱襞集中（黄色箭头）。

d 灌肠X线造影图像（侧位像）。认为是壁的直线化（黄色箭头）。

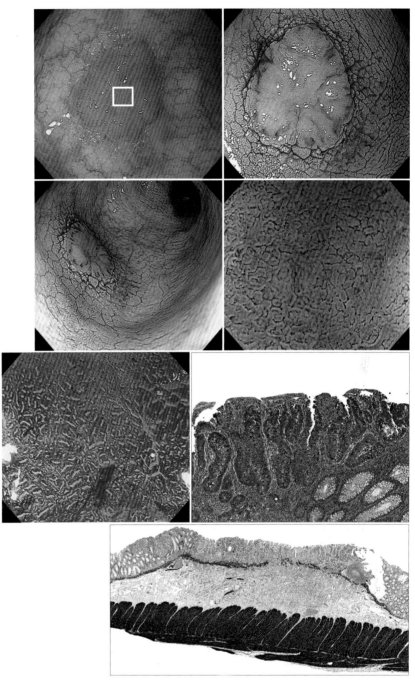

e	f
g	h
i	j
k

图4（续）

e 普通内镜像。发现有发红的平坦隆起。

f 色素散布像。存在明显的凹陷面。

g 色素散布像。周围是梯形抬高的隆起异常。

h NBI放大像（e的白框部）。有稍显不规则的血管和构造，认为是Type 2B。

i 结晶紫染色放大像（e的白框部）。发现有pit的不规则，但只停留在轻度诊断为VI型轻度不规则。

j 病理组织像。是黏膜内病变伴有SM浸润的高分化腺癌。

k 病理组织像 [肌间线蛋白（desmin）染色]。肌层保持原状SM浸润，浸润深度是SM 2100μm，最终病理诊断是高分化腺癌（well differentiated adenocarcinoma），SM2（2100μm），Ly0，V0，INFb，int，budding Grade 1，nuclear atypia，intermediate，ow（−），aw（−），N0。

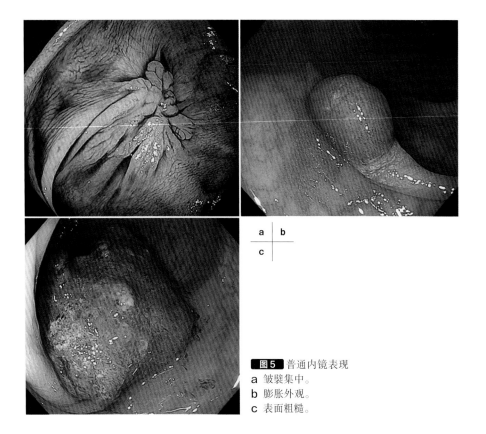

图5 普通内镜表现

a 皱襞集中。
b 膨胀外观。
c 表面粗糙。

表4 各检查中SM深部浸润癌（SMm癌）的浸润深度诊断能力

	敏感度/%	特异度/%	阳性预测值/%	阴性预测值/%	正确诊断率/%
灌肠X线造影检查（BE）	86.4	76.7	52.8	94.9	78.9
普通内镜检查（CS）	77.3	79.5	53.1	92.1	78.9
NBI放大内镜（M-NBI）（JNET分类）Type 3	63.6	97.3	87.5	89.9	89.5
色素放大内镜（M-CE）pit pattern（VI型高度不规则或VN型）	77.3	87.7	65.4	92.8	85.3

回顾性研究中，抽出了作为暗示SMm癌的表现，即皱襞集中、侧面的弧状变形、深凹陷、凹陷底的不平整，报告了存在1种以上表现为阳性时SMm癌的正确诊断率是85%。另一方面，Matsumoto等对于20mm以下的大肠SMm癌的分析表明，特别是在10mm以下的病变中，表面平滑、中心凹陷、皱襞集中、侧面变形作为SM癌的阴性诊断的表现，作者指出，即使在小病变中BE也是有用的。

相比之下，暗示SMm癌的CS表现非常多样化。如膨胀外观、凹凸不规则、粗糙、皱襞集中、结痂等，以及在浅表型肿瘤中凹陷内存在的隆起和凹凸、深凹陷、梯形抬升、缺乏空气变形、易出血性等都很重要，CS对SMm癌的正确诊断率在75%左右。另外，熟练的内镜医生的判断可将正确诊断率提升到92.9%；另一方面，在多样的CS表现中，伸展不良是最重要的，也有报告指出只通过这点，SMm癌的正确诊断率就有86%。

在1994年Kudo等最先提出，之后以临床数据为基础修订的pit pattern分类，目前在全世界被广泛地使用。其中VI型高度不规则和

VN 型被认为是 SMm 癌诊断的非常好的指标。Zhang 等和 Wada 等的前瞻性研究表明，使用 M-CE 检查并采用 VI 型高度不规则和 VN 型所得的结果，其 SMm 癌诊断的灵敏度、特异度和正确诊断率均在 90% 左右，可以说是有着极高的诊断能力。

另一方面，关于 M-NBI 的诊断能力，使用了在 2014 年被统一的 JNET 分类的研究成果。根据这些研究成果，把 JNET 分类中的 Type 3 作为指标，SMm 癌诊断的灵敏度是 30% ~ 55%，特异度是 99% ~ 100%，正确诊断率是 94% ~ 97%。同样在其他的研究中，也证实了 M-CE 比 M-NBI 和 CS 的灵敏度更高。

另一方面，暂无对比 BE 和 CS、M-NBI 或者 M-CE 的 SM 浸润深度诊断能力的报告。津田等回顾性讨论了 BE 和 CS 的诊断能力，发现两种检查对 SMm 癌诊断的灵敏度、特异度、正确诊断率都是 90% 左右。在本研究中，虽然 BE 和 CS 的诊断能力也几乎相同，但是与津田等的结果不同的是，BE 和 CE 的正确诊断率和特异度都较低。这个结果，表明从 BE 和 CS 的阳性预测值较低这一点，推测暗示 SMm 诊断依据种类繁多，会导致 SM 浸润深度判定的比实际更深。

本研究表明，在 SMm 癌的诊断中 BE 的灵敏度和阴性预测值比其他的检查要高。根据这些结果，可以认为 BE 适用于放大内镜检查中难以判定的病变和 M-NBI 与 M-CE 的判定有争议的病变，BE 有助于浸润程度的判定和治疗方法的选择。另一方面，近年来有报道称，通过将 BE 中的壁变形应用于 CTC（CT colonography），浸润深度诊断的准确性已经提高，认为在此情况下，侧位像的判断是基础。因此，通过把熟知的 BE 表现用于其他检查可以提高对大肠癌的诊断能力。

总结

本研究探讨了 BE、CS、M-NBI、M-CE 对大肠 SMm 癌的诊断能力。BE 的诊断能力与 CS 基本相同，灵敏度和阴性预测值最高。在理解了 BE 的这些特征之后，应该确定适合于 BE 的大肠病变。

参考文献

[1]杉野吉則，鈴木和代，大須賀香絵，他．Conventional film-screen system からdigital radiography への動向—特に平面検出器の現状と可能性について．画像診断 24: 377-387, 2004.

[2]津田純郎，久部高司，西村拓，他．新しい注腸X線検査装置—注腸X線検査における flat panel detector 搭載C アーム型X線透視装置．胃と腸 43: 978-981, 2008.

[3]丸山雅人，佐々木喬敏，小谷利克，他．大腸各 stage におけるX線像の特徴．癌の臨 25: 440-447, 1979.

[4]牛尾恭輔，後藤裕夫，村松幸男，他．消化管癌のX線診断における側面像の意義—二重造影像による深達度診断．胃と腸 21: 27-41, 1986.

[5]渕上忠彦，岩下明德，平川雅彦，他．大腸sm癌の診断—X線の立場から：特に正面像による深達度診断．胃と腸 26: 737-749, 1991.

[6]帆足俊男，八尾恒良，津田純郎，他．表面型早期大腸癌のX線—内視鏡における見つけだし診断と深達度診断．臨放 40: 1354-1362, 1995.

[7]Watari J, Saitoh Y, Obara T, et al. Early nonpolypoid colorectal cancer: radiographic diagnosis of depth of invasion. Radiology 205: 67-74, 1997.

[8]松本主之，飯田三雄，江﨑幹宏，他．sm massive に浸潤した10mm以下大腸癌のX線所見．胃と腸 36: 1380-1390, 2001.

[9]小林広幸，渕上忠彦，大城由美，他．いわゆる側方発育型腫瘍のX線診断．胃と腸 40: 1744-1758, 2005.

[10]斉藤裕輔，富永泰矢，垂石正樹，他．早期大腸癌の精密画像診断—注腸X線診断．胃と腸 45: 784-799, 2010.

[11]Matsumoto T, Esaki M, Hizawa K, et al. Accuracy of radiographic assessment for the diagnosis of invasion depth in small invasive colorectal cancer. Br J Radiol 76: 611-616, 2003.

[12]Park W, Kim B, Park SJ, et al. Conventional endoscopic features are not sufficient to differentiate small, early colorectal cancer. World J Gastroenterol 20: 6586-6593, 2014.

[13]Jang HW, Park SJ, Cheon JH, et al. Does magnifying narrow-band imaging or magnifying chromoendoscopy help experienced endoscopists assess invasion depth of large sessile and flat polyps? Dig Dis Sci 59: 1520-1528, 2014.

[14]Sano Y, Tanaka S, Kudo SE, et al. Narrow-band imaging （NBI） magnifying endoscopic classification of colorectal tumors proposed by the Japan NBI Expert Team. Dig Endosc 28: 526-533, 2016.

[15]Kudo S, Tamura S, Nakajima T, et al. Diagnosis of colorectal tumorous lesions by magnifying endoscopy. Gastrointest Endosc 44: 8-14, 1996.

[16]Tobaru T, Mitsuyama K, Tsuruta O, et al. Sub-classification of type VI pit patterns in colorectal tumors: relation to the depth of tumor invasion. Int J Oncol 33: 503-508, 2008.

[17]Japanese Society for Cancer of the Colon and Rectum. Japanese Classification of Colorectal, Appendiceal, and Anal Carcinoma, 3rd, English ed. Kanehara, Tokyo, 2019.

[18]Brown GR. A new approach to colon preparation for barium

enema: preliminary report. Med Bull (Ann Arbor) 27: 225-230, 1961.

[19]宮崎秀庸，浦田讓治，岡田和宏，他．東芝製直接変換型フラットパネルディテクタの使用経験．映像情報 Med 36: 158-161, 2004.

[20]武藤桃太郎，武藤瑞恵，石川千里，他．早期大腸癌X線診断におけるCアーム式装置の有用性．癌の臨 60: 91-97, 2014.

[21]斉藤裕輔，多田正大，工藤進英，他．通常内視鏡による大腸sm癌垂直浸潤距離1,000μmの診断精度と浸潤所見―大腸癌研究会「内視鏡摘除の適応」プロジェクト研究班結果報告．胃と腸 40: 1855-1858, 2005.

[22]Saito S, Tajiri H, Ikegami M. Endoscopic features of submucosal deeply invasive colorectal cancer with NBI characteristics: S Saito et al. Endoscopic images of early colorectal cancer. Clin J Gastroenterol 8: 353-359, 2015.

[23]Hisabe T, Tsuda S, Hoashi T, et al. Validity of conventional endoscopy using "non-extension sign" for optical diagnosis of colorectal deep submucosal invasive cancer. Endosc Int Open 6: E156-164, 2018.

[24]Kudo S, Hirota S, Nakajima T, et al. Colorectal tumours and pit pattern. J Clin Pathol 47: 880-885, 1994.

[25]Zhang JJ, Gu LY, Chen XY, et al. Endoscopic diagnosis of invasion depth for early colorectal carcinomas: a prospective comparative study of narrow-band imaging, acetic acid, and crystal violet. Medicine (Baltimore) 94: e528, 2015.

[26]Wada Y, Kashida H, Kudo SE, et al. Diagnostic accuracy of pit pattern and vascular pattern analyses in colorectal lesions. Dig Endosc 22: 192-199, 2010.

[27]Sumimoto K, Tanaka S, Shigita K, et al. Clinical impact and characteristics of the narrow-band imaging magnifying endoscopic classification of colorectal tumors proposed by the Japan NBI Expert Team. Gastrointest Endosc 85: 816-821, 2017.

[28]Komeda Y, Kashida H, Sakurai T, et al. Magnifying narrow band imaging (nbi) for the diagnosis of localized colorectal lesions using the Japan NBI Expert Team (JNET) Classification. Oncology 93: 49-54, 2017.

[29]Sakamoto T, Saito Y, Nakajima T, et al. Comparison of magnifying chromoendoscopy and narrow-band imaging in estimation of early colorectal cancer invasion depth: a pilot study. Dig Endosc 23: 118-123, 2011.

[30]津田純郎，菊池陽介，頼岡誠，他．早期大腸癌の深達度診断における通常内視鏡，注腸X線，超音波内視鏡，拡大内視鏡検査の有用性に関する検討．胃と腸 36: 769-782, 2001.

[31]Kanazawa H, Utano K, Kijima S, et al. Combined assessment using optical colonoscopy and computed tomographic colono-graphy improves the determination of tumor location and invasion depth. Asian J Endosc Surg 10: 28-34, 2017.

[32]Miyasaka M, Tsurumaru D, Nishimuta Y, et al. Diagnosis of early colorectal cancer invasion depth by quantitative evaluation of the basal indentation in CT colonography. Jpn J Radiol 34: 786-794, 2016.

Summary

Clinical Usefulness of Barium Enema Examination for Colorectal Epithelial Neoplasms

Keisuke Kawasaki[1], Makoto Eizuka[2], Yoshihito Tanaka, Jun Urushikubo[1], Minami Hirai, Tomo Kumei, Shunichi Yanai, Risaburo Akasaka, Yosuke Toya, Kyohei Sugai, Kazumitsu Tomita, Tomofumi Oizumi, Noriyuki Uesugi[2], Shotaro Nakamura[1], Tamotsu Sugai[2], Takayuki Matsumoto[1]

Objective: This investigation aimed to determine the invasion depth of colorectal epithelial neoplasms using barium enema examination (BE), conventional endoscopy (CE), magnifying narrow-band imaging endoscopy (M-NBI), and magnifying chromoendoscopy (MC).

Methods: We identified 95 patients with colorectal epithelial neoplasms at our institution. The radiographic and colonoscopic findings were retrospectively investigated.

Results: The frequencies of smooth surfaces, irregularities in depression, and eccentric deformities under BE were higher in massively submucosal invasive (mSM) carcinomas as compared to those in adenomas, intramucosal carcinomas, and slightly submucosal invasive carcinomas. The accuracies of BE, CE, M-NBI, and MC findings for the diagnosis of mSM carcinomas were 78.9%, 78.9%, 89.5%, and 85.3%, respectively. The above-mentioned BE findings had the highest sensitivity, although their specificity was low.

Conclusions: We consider the combination of endoscopic and radiographic procedures to be invaluable for the determination of invasion depth of colorectal epithelial neoplasms.

[1]Division of Gastroenterology, Department of Internal Medicine, Iwate Medical University, Morioka, Japan.
[2]Department of Diagnostic Pathology, Iwate Medical University, Morioka, Japan.

大肠：灌肠 X 线造影
——以炎症性疾病为重点

清水 诚治[1]

小木曾 圣

古贺 香代子

池田 京平

上岛 浩一

横沟 千寻

高岛 英隆

富冈 秀夫

摘要●针对通过灌肠X线造影检查的炎症性肠疾病的诊断，特别是从读片的角度进行了解说。实施灌肠X线造影检查的机会逐年减少，炎症性疾病用内镜检查来诊断的机会在增多。但是，内镜检查视点是管腔内，灌肠X线造影检查是体外，从根本上是不同的。灌肠X线造影图像是由"面"和"轮廓线"构成的。"面"可分解为"贴图""图形""线"。"轮廓线"是只能在灌肠X线造影图像被表现，由于肠管的各种变形是通过"轮廓线"表现出来的，因此肠管变形的诊断由灌肠X线造影检查独占。本文是针对代表性的灌肠X线造影异常（弥漫性病变、萎缩瘢痕带、溃疡、隆起、卵石征、变形、皱襞·集中像、瘘孔）结合实际的影像的同时加上了解说。期待能重新认识灌肠X线造影检查的意义。

关键词　灌肠 X 线造影检查　炎症性疾病　诊断　内镜检查

[1] 大阪铁道病院消化器内科　〒545-0053 大阪市阿倍野区松崎町 1 丁目 2-22
　　E-mail : shimizus@oregano.ocn.ne.jp

简介

虽然曾经有过灌肠 X 线造影检查引领肠疾病诊断的时代，但如今内镜检查已经有优势许久了。但是，正因为如今检查数量剧减，因此理解和继承灌肠 X 线造影检查的本质是很重要的。关于成像方法最近在本系列书中已经收录过了，所以本文只针对读片进行解说。

灌肠X线造影检查的特性

灌肠 X 线造影检查，是在肠管内注入造影剂和空气，从造影剂的潴留、附着和肠壁伸展性的不同来检出病变的方法。根据造影剂潴留的程度，分为充盈像、薄层像、双重造影图像。

内镜检出和灌肠 X 线造影检查是视角不同的，前者是从管腔内部的观察，后者是从体外（管腔外）的观察。在灌肠 X 线造影检查所捕捉到的管腔的轮廓线在内镜检查是无法观察的。换句话说，内镜检查是面的诊断学，灌肠 X 线造影检查是面和线的诊断学。从而，用轮廓线所表现的肠管变形的诊断是灌肠 X 线造影检查独占的。内镜检查中检查者就是诊断者，在动的观察中记录有代表性的静止影像。X 线检查原本也是同样的，但是检查者和诊断者不同的话会缺少对动的观察，只是静止影像的话对三维点间的位置关系的把握会变得困难。

并且，内镜检查和灌肠 X 线造影检查色彩信息和观测的尺度完全不同。与前者有色彩的

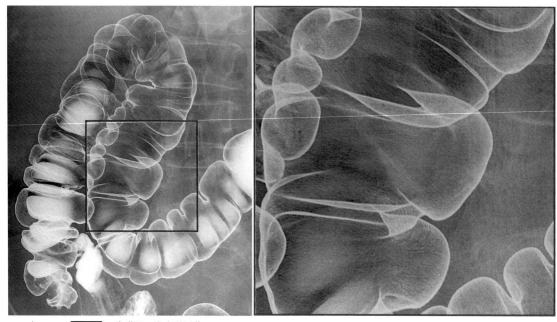

a | b

图1 正常灌肠X线造影图像
a 结肠袋。
b a的红框部放大像。

微观水平不同的是，灌肠 X 线检查是灰度级别停留在宏观的水平。但是，灌肠 X 线造影检查是从体外的成像能俯瞰大范围而且位置信息更准确。因此定点观察根据时间点对比是 X 线检查值得注意的优点。

灌肠X线造影图像的构成要素

白壁提出把灌肠 X 线造影分解成点（point）、线（line）、面（area）要素来读片这样的想法，把单发、多发溃疡作为点，把线状溃疡作为线，把变形、扭曲、萎缩瘢痕带、大面积溃疡作为面，还有把活动性病变定位为直接表现，把变形定位为间接表现。从点、线、面这些关键词可以联想至抽象画始祖康定斯基的《从点和线到面》（1926），但白壁是否从此著作中受到了启发还没有定论。

想重新再对灌肠 X 线造影的构成要素进行研究。影像是由"面"和"轮廓线"构成的，"面"可分解为"贴图""图形""线"。"贴图"包括正常黏膜、多发的点状糜烂、粗糙黏膜、颗粒状黏膜、萎缩瘢痕带、各种原因导致的造

影剂附着不良等。正常黏膜在良好的条件下无名沟作为精细网络模式（fine network pattern）被表现（**图1**）。"图形"是一个被周围和边界限定的区域，边界反映了凹凸和纹理的差异，并作为造影剂附着量和模式的差异被认知。在完整的双重造影的正位像中，虽然难以识别凹凸，但是在病变部如果出现造影剂的层，凹陷可以被识别为造影剂的潴留，隆起则可以被识别为反射造影剂的透亮像，这使得识别变得容易。由于皱襞·集中像，线状瘢痕不形成封闭区域，所以这里用"线"表现。

灌肠 X 线造影图像是把立体走行的肠管投影在二维的平面。肠管的"轮廓线"是曲线，结肠是由 3 条结肠带形成的结肠袋（**图1**）。在直肠是有直肠瓣存在，并且根据部位的不同口径也不同。由于病变的存在可见"轮廓线"的不规则像［凹凸、起毛像、荆棘状隆起（spicula）、造影剂的附着不均匀］和溃疡，可以看到憩室向外侧的突出像。后述的肠管的各种各样的病变也是通过"轮廓线"表现出来的。

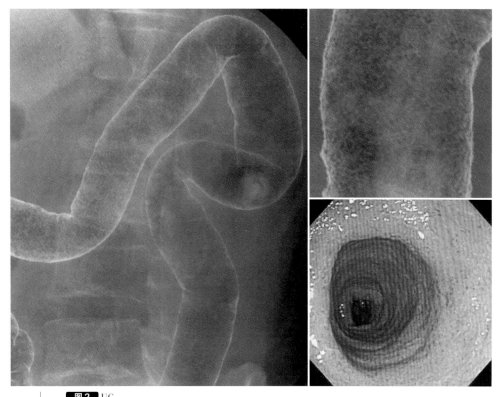

图2 UC

a、b 灌肠X线造影图像。结肠袋的消失和弥漫性炎症。放大像。弥漫性分布的点状壁龛和针状物。

c 内镜像。由点状糜烂形成的弥漫性病变。

炎症性疾病的诊断过程

　　与肿瘤的诊断不同，在炎症性疾病的诊断中，影像表现只是多个诊断依据中的一个，无用的时候也很多。在影像表现有助于诊断的疾病中，在充分了解这个疾病有关知识的同时，也必须要精通影像发现物的特征（好发部位、分布样式、病变形态）。通过灌肠 X 线造影检查对炎症性疾病的诊断是加上病变部位、分布样式、病变形态（溃疡、隆起、变形）的分析，另外，病期的推定和经时的变化也尤为重要，分布样式是对整体像把握，并且必须在局部进行重新讨论。以下，对在灌肠 X 线造影检查中可见的有代表性的异常进行解说。

各种各样的灌肠X线造影异常

1. 弥漫性病变

　　细微且均一的病变是指病变在整个区域内分布均匀，由丛生的细微的糜烂、隆起、凹凸而形成。溃疡性结肠炎（ulcerative colitis，UC）是这种表现的代表性疾病，细微的糜烂在正位像表现为点状的钡剂斑，在侧位像中则表现出棘状的毛刺状轮廓，称为细小的棘状突起（**图2**）。另外，在嗜酸细胞性胃肠炎可见的弥漫性病变是细微颗粒状黏膜，在颗粒间积存的造影剂形成细的网眼状的阴影，在侧位像中能表现出细的凹凸但是看不到针状物（**图3**）。弥漫性病变被定位为纹理的变化。

2. 萎缩瘢痕带

　　萎缩瘢痕带是在大范围形成的瘢痕面，在内部散在皱襞·集中像和小型的炎性息肉，是

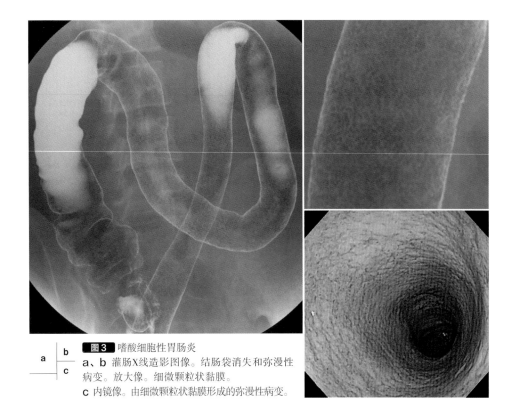

图3 嗜酸细胞性胃肠炎

a、b 灌肠X线造影图像。结肠袋消失和弥漫性病变。放大像。细微颗粒状黏膜。

c 内镜像。由细微颗粒状黏膜形成的弥漫性病变。

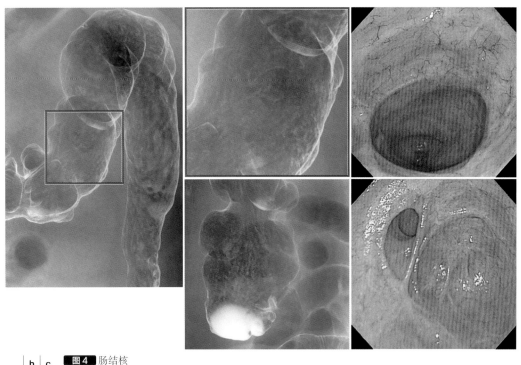

图4 肠结核

a 灌肠X线造影图像。结肠袋的不规则和萎缩瘢痕带。

b a的红色框部放大像。萎缩瘢痕带。

c 和b同部位的内镜像。萎缩瘢痕带。

d 灌肠X线造影图像。回盲瓣扩张和萎缩瘢痕带。

e 和d同部位的内镜像。回盲瓣扩张和多发瘢痕。

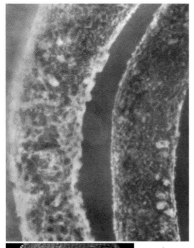
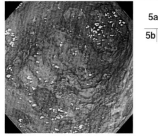

图5 UC（升结肠·横结肠）
a 灌肠X线造影图像。弥漫性病变为背景多发的稍微大型的壁龛，侧面像是领扣样。
b 内镜像。在以高度弥漫性病变为背景可见的多发溃疡。

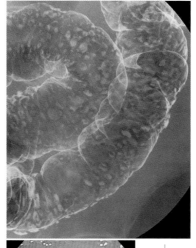
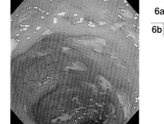

图6 CD（乙状结肠）
a 灌肠X线造影图像。类圆形的多发溃疡。一部分是纵列倾向。
b 内镜像。多发的离散溃疡。

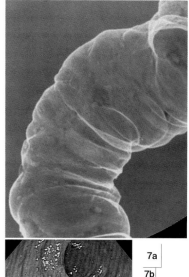
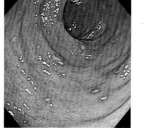

图7 CD（降结肠）
a 灌肠X线造影图像。多发的小型圆形的壁龛。
b 内镜像。散在的阿弗他溃疡。

肠结核典型的表现（**图4**）。在X线造影图像中，萎缩瘢痕表现为缎面状的不均匀的造影形式，是一种纹理变化，在内镜影像中，它表现为色泽变淡、粗糙的黏膜。

3. 溃疡

在正位像中，溃疡表现为造影剂的潴留［正面凹陷（en face niche）］，而在侧位像中，则表现为从基线向外侧的突出像［侧面凹陷（profile niche）］。白苔，黏液·脓液等的分泌物导致溃疡内部的造影剂附着性和形式发生变化，并且慢性溃疡的底部由于肉芽组织增生而导致凹凸。当发现溃疡的时候，需要注意背景黏膜，数量，分布样式，形态，大小，深度，边缘性状，皱襞·集中的有无，伴随的肠道的变形等因素，来进行读片是很重要的。

在UC患者中，如果发现侧面凸出像呈深色且形状类似于领扣样的溃疡，则被称为"领扣样（袖扣）溃疡"（**图5**），但不是疾病特征性观察结果。当UC合并巨细胞病毒（cytomegalovirus，CMV）感染的时候，会形成更深的溃疡。

Crohn病（Crohn's disease，CD）的溃疡是介于黏膜中的一种无炎症迹象，并且多表现为离散的溃疡，但内镜检查更容易评估介于黏膜中的炎症情况（**图6**）。虽然离散溃疡也在肠管型Behçet病（Behçet's disease，BD）、单纯性溃疡、CMV感染症中可见，但也多被表现为穿孔样。CD虽然可见阿弗他溃疡、圆形溃疡、不规则溃疡、纵向溃疡，但纵向溃疡是诊断的主要标准，如果能排除其他疾病，只用这个结果即可作出诊断。圆形溃疡和不规则溃疡之间的区别并不明显，在明显的情况下不必刻意区

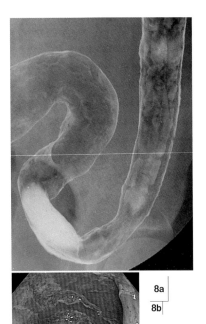
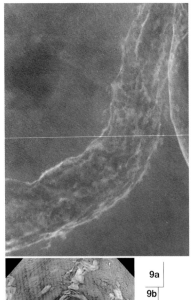
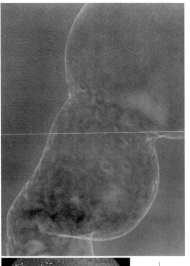

图8 CD（乙状结肠）。多发的纵向溃疡
a 灌肠X线造影像。
b 内镜像。

图9 CD（横结肠）。多发溃疡纵向排列
a 灌肠X线造影像。
b 内镜像。

图10 肠结核（升结肠）。环形排列的小溃疡和轻度的狭窄，萎缩瘢痕带
a 灌肠X线造影像。
b 内镜像。

分。阿弗他溃疡除了阿弗他溃疡样大肠炎以外，还可以作为多种疾病的附加病变出现，经注肠X线造影检查可以显示为小圆形钡斑，但在肠结核中通常呈现不规则形状。在只有阿弗他溃疡的CD中，纵向排列的病变是典型特征，但方向未必固定（**图7**）。与正位像相比，纵向溃疡在侧位像中更难识别（**图8**）。CD的诊断优势是有显著性差异的4～5cm长度的病变，但长度的评价适合用X线造影检查。除CD以外，在大肠形成纵向溃疡的主要疾病是缺血性大肠炎、CC（collagenous colitis）。缺血性大肠炎好发于左半结肠，短暂型是即使伴有纵向溃疡也很浅，并且水肿明显，因此在X线造影中不经常显示为纵向溃疡。另一方面，清晰的纵向溃疡在狭窄型的病例中可见，同时多伴有管状狭窄。在CC中可见的纵向溃疡有黏膜撕裂，显示清晰的直线的轮廓。纵向排列的溃疡也是CD典型的病变（**图9**）。

如果是全周性溃疡，在范围狭窄时表现为轮状，在范围宽广时表现为带状，如果距离较长，会表现为管状。轮状溃疡是在肠管短轴方向进展的溃疡，在肠结核中，NSAIDs（nonsteroidal anti-inflammatory drugs）相关性肠炎是典型的，两种都好发于从右半结肠到回盲部。在肠结核中可见非连续性轮状排列的不规则小溃疡（**图10**），是幅度大的带状溃疡（**图11**）。其他为缺血性大肠炎，阿米巴性大肠炎中也可见全周性乃至带状的溃疡（**图12**，**图13**）。

单纯性溃疡和肠管型BD在回盲部多形成大型的穿孔样溃疡，像这样的病变很难在侧位像被表现出来，在正位像存留稀释的造影剂，或者在充盈像通过压迫使溃疡的深度、周围隆起、皱襞·集中等变得清晰（**图14**）。在罕见的直肠黏膜脱落综合征中形成伴有周堤突起的

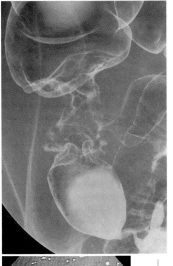

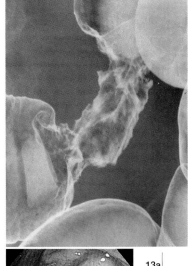

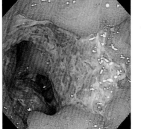

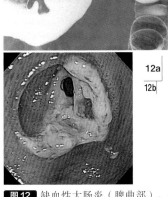

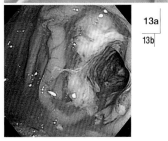

11a
11b

12a
12b

13a
13b

图11 肠结核（回盲部）。长度约5cm的带状溃疡
a 灌肠X线造影图像。
b 内镜像。

图12 缺血性大肠炎（脾曲部）。长度约10cm的全周性溃疡
a 灌肠X线造影图像。
b 内镜像。

图13 阿米巴性大肠炎（左侧横结肠）。长度8cm的全周性溃疡
a 灌肠X线造影图像。
b 内镜像。

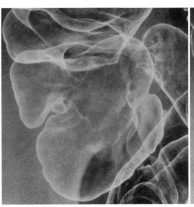

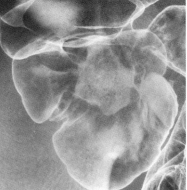

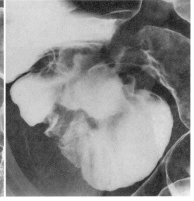

a | b | c | **图14** 单纯性溃疡（回盲部）的灌肠X线造影图像
a 双重造影图像。
b 薄层像。
c 充盈压迫像。

大型溃疡病变时，与晚期癌的鉴别很重要。

4.隆起

　　炎症性疾病中的隆起是由于炎症性细胞浸润、由上皮过度增生导致息肉，肉芽组织增生，由残存黏膜导致的相对隆起，是由水肿、沉淀物质等形成。这些多会随着炎症的消退而缩小，消失。炎性息肉不常见于急性炎症和缺血性肠炎。在耶尔森氏肠炎、衣原体直肠炎中，黏膜下的淋巴结构炎症性肿大，形成小半球状的多发隆起。UC的初期病变也可见淋巴滤泡的肿大，

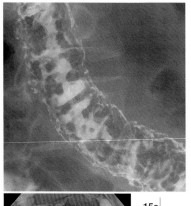
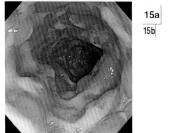

图15 CD（横结肠）。卵石征
a 灌肠X线造影图像。
b 内镜像。

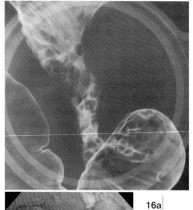
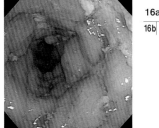

图16 CD（降结肠）。伴有狭窄的石板像
a 灌肠X线造影图像。
b 内镜像。

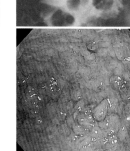

图17 UC（上升结肠）。卵石征
a 灌肠X线造影图像。
b 内镜像。

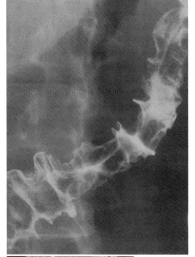
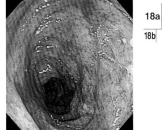

图18 缺血性大肠炎（横结肠）
a 灌肠X线造影图像。拇指压痕像。
b 内镜像。水肿，发红，糜烂。

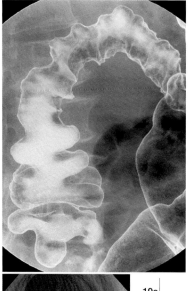
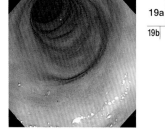

图19 肠系膜静脉硬化症（右半结肠）
a 灌肠X线造影图像。显示柊叶状的边缘伸
展不良。
b 内镜像。青铜色的黏膜。半月皱襞的肿大。

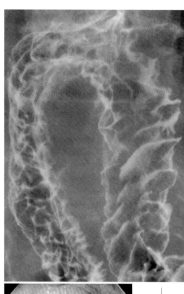
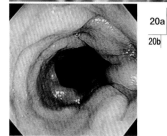

图20 肠系膜脂肪织炎（乙状结肠）
a 灌肠X线造影图像。伴有锯齿状的边缘
不良。
b 内镜像。密集的肿大后的皱襞和正常的黏膜

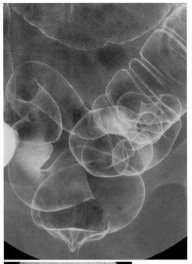
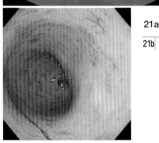

图21 放射线性肠炎（直肠·乙状结肠）
a 灌肠X线造影像。覆盖大面积的平坦的狭窄。
b 内镜像。散在的血管扩张和出血。

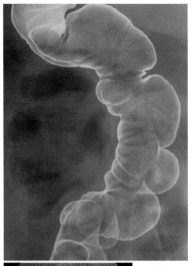
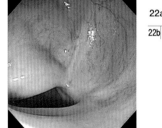

图22 缺血性大肠炎（降结肠）
a 灌肠X线造影像。长的纵向溃疡瘢痕和肠管的扭曲。
b 内镜影像。纵向的溃疡瘢痕和管腔狭窄。

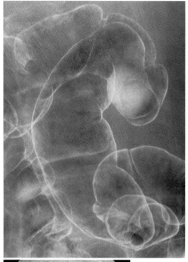
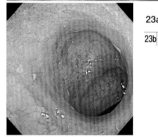

图23 NSAIDs相关性肠炎（横结肠）
a 灌肠X线造影像。多发的环形狭窄和肠管的扭曲。
b 内镜像。环形·斜向的糜烂和狭窄。

有必要进行鉴别。在阿米巴性大肠炎中，会形成被称为 ameboma 的大的隆起。

5. 卵石像

卵石像也是 CD 诊断标准的主要表现（**图15**，**图16**）。本来是指在溃疡所划分的水肿状黏膜导致的多发隆起，但现在也用于无论有无溃疡的炎性息肉集簇情况。在 UC（**图17**）和缺血性大肠炎中可见卵石像的时候，在隆起部也可见炎症。大肠憩室炎等在形成壁性脓肿的时候由于伴有壁伸展降低导致相对的黏膜的冗余而形成卵石样表现。

6. 变形

在肠管的变形中有结肠袋的异常、壁硬化和直线化、肠管的缩短、回盲瓣扩张、假憩室、肠管的扭转、拇指压痕像、锯齿状边缘像、狭小化·狭窄、扩张等。

拇指压痕像可反映黏膜下层的水肿，是粗

大的半球状的阴影缺损连接而成，在缺血性大肠炎的急性期可见（**图18**）。肠系膜静脉硬化症在右半结肠中心区域也会导致水肿性和伸展不良，并表现为枞叶状的锯齿状轮廓（**图19**）。其他表现锯齿状轮廓的疾病包括肠系膜脂肪织炎（**图20**）和放线菌病等，这些疾病都具有外壁炎症。

由于水肿、炎症细胞浸润、纤维化等原因，肠壁的伸展性降低，会引起结肠袋显示不清晰乃至消失。在 UC 中可见的"铅管样"（lead pipe appearance，**图2**，**图5**）是很典型的表现方式。在多种疾病中也可见结肠袋的异常。在肠结核的诊断中，形态异常是极为重要的（**图4**），典型特征包括结肠袋的异常、升结肠的缩短、盲肠的萎缩、回盲瓣的扩张等，严重时对盲肠和回盲瓣的识别会变得困难。在放射线性肠炎中，由于肠管壁在大范围伸展不良，会

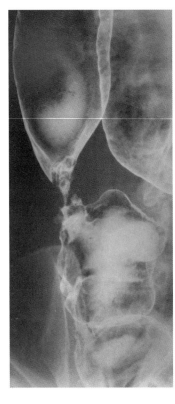
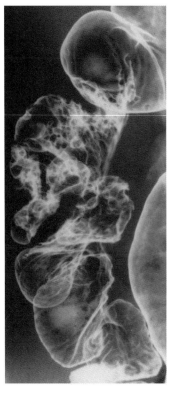

24	25
26a	26b 26c

图24 肠结核（升结肠·回盲部）的灌肠X线造影图像。高度的对称性狭窄和回盲瓣不清晰化

图25 CD（升结肠·末端回肠）的灌肠X线造影图像。由纵向溃疡和多发性炎症息肉导致的非对称性狭窄

图26 缺血性大肠炎（乙状结肠·降结肠）的灌肠X线造影图像

a 发病后。轮廓不清晰的管状狭窄。

b 50天后。轮廓不规则的管状狭窄横向起皱（transverse ridging）。

c 1年后，狭窄，伴有纵向溃疡伴的肠管的扭曲和形成假憩室。

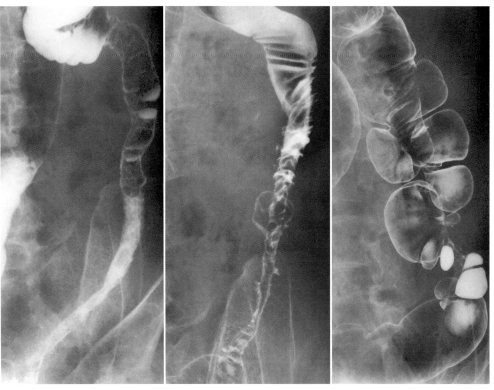

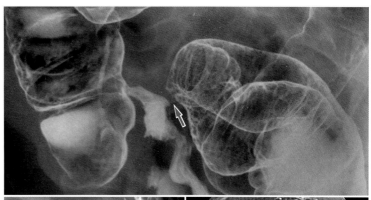

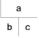

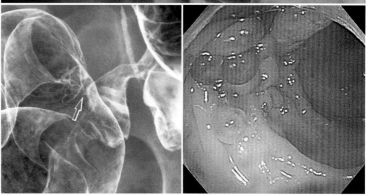

图27 CD（末端回肠，乙状结肠）
a 灌肠X线造影图像（仰卧位）。末端回肠的纵向溃疡和乙状结肠的瘘孔（红色箭头）。
b 灌肠X线造影图像（俯卧位）。乙状结肠瘘孔（红色箭头）开口部的多发结节。
c 内镜像。乙状结肠瘘孔开口部的多发结节。

出现平滑的狭窄（**图21**）。在缺血性大肠炎中，肠的纵向溃疡治愈后，以瘢痕为中心会形成肠管的扭曲和假憩室（**图22**）。在 NSAIDs 相关性肠炎中，形成环形·斜向的溃疡，进而导致复杂的肠管的扭曲和管径不一（**图23**）。

狭窄可由多种机制引起，如水肿、炎症细胞浸润、纤维化、炎性息肉、肠管周围炎症的扩散等。在不同的疾病中，如肠结核、CD、缺血性大肠炎中，狭窄较为常见。以肠结核为首的全周性溃疡治愈之际的瘢痕狭窄是向心性·对称性并且陡峭的（**图24**）。CD 中的狭窄是非对称的，并具有纵向因素（**图25**）。在严重的缺血性大肠炎中，发病时显示管状狭窄，在血运障碍重的部位会残留狭窄，但相对血运障碍较轻的部位随时间推移逐渐恢复伸展性（**图26**）。

7. 皱襞·集中像

由于溃疡的缩小·瘢痕化等各种各样的原因，导致局部的伸展不良时，周围黏膜会出现皱襞或者是集中像。"transverse ridging" 指多个皱襞在短轴方向移动的表现，最初作为缺血性大肠病变的 X 线造影表现被报道，但是它是由于肠管发生区域性的伸展不良而出现的（**图26b**）。

8. 瘘孔

瘘孔可见于 CD、肠管 BD、大肠憩室炎、肠结核、放射线性肠炎等疾病中，显示为连接到相邻器官的狭窄开口。灌肠 X 线造影检查对于直接证明瘘孔的存在极为有用（**图27**）。

总结

以上，本文对灌肠 X 线造影图像的特征和代表性发现做了解说。灌肠 X 线造影检查虽然是传统的检查手段，但是我们迫切希望能够理解其本质并且将其传承给下一代。

参考文献
[1]入口陽介，小田丈二，水谷勝，他．美麗な二重造影―私のコツすべて教えます：美しい注腸X線造影検査を求

めて．胃と腸 52: 1136–1144, 2017.

[2]蔵原晃一，川崎啓祐，浦岡尚平，他．美麗な二重造影―私のコツすべて教えます: 注腸X線造影検査．胃と腸 52: 1128–1135, 2017.

[3]麦谷達郎，清水誠治，江頭由太郎，他．大腸憩室を背景に発生したと考えられるfiliform polyposisの1例．胃と腸 47: 1127–1134, 2012.

[4]白壁彦夫．大腸を中心にした全消化管のX線診断理論―比較診断学の提唱．胃と腸 20: 243–247, 1985.

[5]カンディンスキー（著），宮島久雄（訳）．点と線から面へ．筑摩書房，2017.

[6]清水誠治，富岡秀夫，高島英隆，他．腸炎の診断プロセス．消内視鏡 29: 12–19, 2017.

[7]清水誠治，小木曽聖，富岡秀夫，他．潰瘍性大腸炎，クローン病，過敏性腸症候群と鑑別を要する疾患―腸管感染症を中心に．日本大腸肛門病会誌 71: 494–505, 2018.

[8]渡辺英伸，味岡洋一，太田玉紀，他．炎症性腸疾患の病理学的鑑別診断―大腸病変を中心に．胃と腸 25: 659–682, 1990.

[9]牛尾恭輔．大腸疾患診断の実際1―検査法・炎症性疾患・虫垂疾患．医学書院，1988.

[10]白壁彦夫，吉川保雄，織田貫爾，他．大腸結核のX線診断．胃と腸 12: 1597–1622, 1977.

[11]清水誠治，横溝千尋，富岡秀夫，他．狭窄を来す大腸疾患―診断のプロセスを含めた総合画像診断の立場から: 上皮性腫瘍，非上皮性腫瘍，それぞれに適した検査の組み合わせ．胃と腸 50: 1255–1266, 2015.

[12]清水誠治，小木曽聖，富岡秀夫，他．通常内視鏡画像の成り立ち―小腸，大腸．胃と腸 53: 1260–1269, 2018.

[13]大井秀久，西俣嘉人，仲淳一郎，他．実験からみた虚血性大腸病変．胃と腸 28: 943–958, 1993.

Summary

Essential Points in Interpreting Barium Enema X–Ray Images in Inflammatory Disorders

Seiji Shimizu[1], Kiyoshi Ogiso, Kayoko Koga, Kyohei Ikeda, Hirokazu Uejima, Chihiro Yokomizo, Hidetaka Takashima, Hideo Tomioka

We describe the essential points in interpreting barium enema X–ray images in inflammatory disorders. The practice of this examination has recently been reduced in favor of endoscopy as the main modality for the diagnosis of inflammatory disorders. These modalities are considerably different—i.e., viewpoints are inside the lumen in endoscopy and outside in X–ray. The barium enema X–ray images are composed of "plains" and "contours". "Plains" can be further distinguished into "textures", "figures", and "lines". "Contours" can be visualized only using X–ray. Because various deformations of the bowel wall are expressed by changes in "contours", X–ray is greatly advantageous compared with endoscopy for the detection of this particular finding. Representative findings include diffuse lesions, atrophic scarred areas, ulcers, protrusions, cobblestone appearance, deformations, convergences, and fistulae ; X–ray and endoscopic images of these findings are presented with explanations. A revival in barium enema X–ray use is expected to improve the diagnosis of bowel disorders.

[1]Division of Gastroenterology and Hepatology, Osaka General Hospital of West Japan Railway Company, Osaka, Japan.

逆行性回肠造影的实用技术

——福冈大学筑紫医院式小肠造影

平井 郁仁[1]

赖冈 诚[2]

八尾 恒良[3]

摘要 ● 在小肠疾病的诊断中，X线造影检查对整体情况的把握等极为有用。然而，经口方式的小肠造影，有时由于钡剂的停滞、小肠狭窄以及粘连等原因，难以表现下部小肠，尤其是盆腔内小肠。为了弥补这一缺点，可以进行逆行性回肠X线造影检查，但笔者们开发了一种使用气囊辅助的小肠内镜方法，在必要时对各种小肠疾病，特别是针对Crohn病进行检查。本文针对使用福冈大学筑紫医院式软管的逆行性回肠造影的技术进行解说。

关键词 逆行性回肠造影 气囊辅助小肠内镜 Crohn 病 小肠狭窄

[1] 福冈大学医学部消化器内科学講座 〒814-0180 福冈市城南区七隈 7 丁目 45-1
E-mail：fuhirai@cis.fukuoka-u.ac.jp
[2] 赖冈クリニック
[3] 佐田厚生会佐田病院消化器内科

对新的逆行性回肠造影的开发经过和适应过程

针对小肠疾病，气囊辅助小肠内镜检查（balloon assisted enteroscopy，BAE）和胶囊内镜检查得到了广泛应用，有助于小肠诊断能力的提高。可是，对于整体情况的把握，内镜和CE无法通过的小肠狭窄复杂情况下，X线造影检查所见仍然很重要。口服小肠造影和导管注气法小肠造影通常没有必要做特别的前处置，相比较是能简便进行的有用的检查法。但是它们也存在缺点，如钡剂变性、滞留、小肠狭窄、难以评估下部回肠（特别是盆腔内小肠）和粘连等。为了解决这些问题，开发了利用大肠内镜的逆行性回肠造影方法，据报道，可以用相对比较少量的钡剂和空气，就能取得质量高的双重造影图像。然而，由于有滑动软管和造影软管的插入及固定比较烦琐，以及施术者的技能会对检查质量有重大影响等问题，目前尚未广泛推广使用。

于是，笔者们研究了新导管（福冈大学筑紫医院式软管，以下简称"筑紫式软管"），开发了在 BAE 下进行逆行性回肠造影并且成熟的选择性造影。通过小肠造影的评估几乎所有的小肠疾病都适用，不适用于明显禁止前处置和钡剂使用的肠梗阻和弥漫性腹膜炎等。实际上，对于下部回肠好发的 Crohn 病、非特异性多发性小肠溃疡症、肠结核、NSAIDs 相关性小肠溃疡症等更适用。

使用筑紫式软管的逆行性回肠造影的实用技术

BAE 的普及使小肠能够用内镜被观察，成为了小肠检查的主流。但是，在 BAE 无法

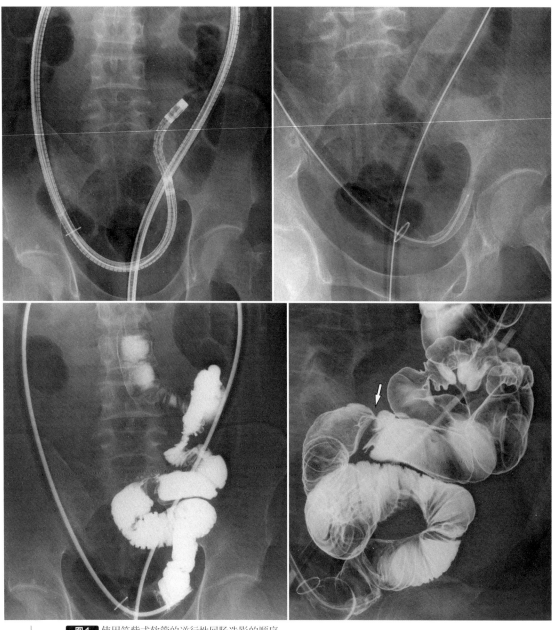

a	b
c	d

图1 使用筑紫式软管的逆行性回肠造影的顺序

a 把内镜插入回肠尽可能插入到病变部位，进行内镜观察。

b 沿着前端管插入筑紫式软管，使用前端气囊固定。

c 使用适当的体位变换把钡剂逆行性注入至关注区域的口侧肠管。

d 注入空气，进行双重造影。本例是能在内镜所到达的狭窄部以远约30cm口侧造影。

通过的狭窄和高度粘连的病例的观察范围是有限的，特别是 Crohn 病等炎症性疾病的病变评估比较困难。像这种情形，很多机构会施行在 BAE 下从钳孔注入水溶性造影剂进而追加造影。但是，观察范围有限，造影效果不好，造成不充分的双重造影情况较多。在这里，笔者们为了能在 BAE 下进行使用钡剂的选择性造影，设计了特殊的小肠 X 线造影用软管。这个软管与原来的逆行性回肠造影用软管不同，使用的是聚氯乙烯材质，虽然很滑但不易折断，

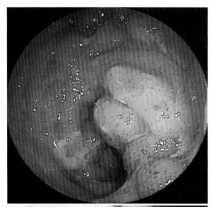

图2 用内镜不能观察的通过使用筑紫式软管的逆行性回肠造影而得到诊断的病例

a 在盆腔内回肠伴有活动性溃疡的高度水肿性狭窄，放弃在同部位口侧的内镜插入。

b 把钡剂逆行性注入之后紧接着的充盈像。

c 双重造影显示造影至在内镜观察确认的高度的活动性病变部的口侧约60cm（红线部分）。

d 增加空气量，通过加上体位变换，能取得大范围的双重造影图像。

e 把稀释的钡剂放在病变部位所拍摄的薄层像能清晰地表现出卵石征。

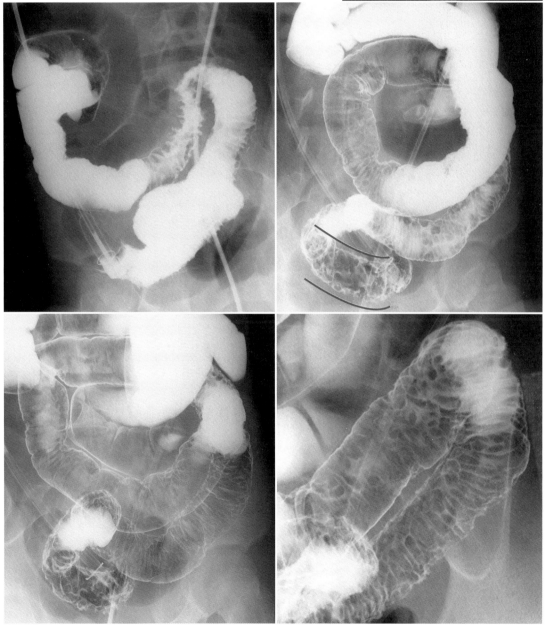

沿着 BAE 的前端软管的插入是很容易的。

　　在赖冈等的报告中，用漂亮的图示详细地说明了技术具体内容，请参照。经肛方式的前处置与一般的大肠内镜相同。造影剂是从在导管注气法小肠造影使用的 80% 程度增加到使用了稍浓的 100% 的钡剂。用经肛方式的 BAE 检查时，经常会残留有前处置使用的肠管清洗液，一般多会选择 100% 的钡剂。具体步骤如下（**图1**）。

　　①下前端管撤出内镜；②在 X 线透视下沿着前端管插入筑紫式软管，在软管快超过前端管的前端的部位用气囊固定；③之后，注入钡剂，确认是流向口侧（钡剂的量为 100 ~ 250mL，根据病例不同适量增减）；④在钡剂到达至关注区域的时候，注入能成双重造影程度的空气，注射解痉剂进行拍摄。

　　造影剂的到达距离是超过前端管的前端 50 ~ 100cm。由于盆腔内小肠是高度弯曲和扭弯的，因此留置筑紫式软管的部位离回盲瓣越近，造影剂的到达距离就越短。另外，由于筑紫式软管脱离至大肠侧就不能造影，所以希望尽量从回盲瓣开始在口侧留置。

　　通过使用 BAE 的前端管，能安全并且更能选择性地造影，不需要导丝等，大大改善了原来的逆行性回肠造影的短处。实际上，在笔者们的讨论中，在用内镜不能观察的部位约 90% 的病例中能被表现出来（**图 2a ~ c**），通过使用本方法，可以准确地了解病变，特别狭窄的部位和程度，在考虑外科手术的切除范围和内镜上的气囊扩张术的选择时是极为有用的。另外，为了大范围地取得双重造影图像，恰当的体位变换和空气量的调整是必要的（**图 2d、e**）。这个方法在经口方式的 BAE 后也能施行，也能应用在空肠和回肠上部。今后，期望能构筑与其他的小肠影像检查（如 CE、MRI、CT 等）的区分以及互补使用的检查体系。

参考文献

[1]八尾恒良，櫻井俊弘，竹中國昭，他．診断のための諸検査法—X線検査法．八尾恒良，飯田三雄（編）．小腸疾患の臨床．医学書院，pp 13-32, 2004.
[2]松井敏幸，関剛彦，八尾建史，他．炎症性小腸疾患における小腸ダブルバルーン内視鏡検査—X線検査との比較．胃と腸 40: 1491-1502, 2005.
[3]竹中国昭，岡田光男，八尾恒良．大腸内視鏡検査を利用した逆行性回腸造影と選択的な大腸造影の検討．胃と腸 27: 1435-1448, 1992.
[4]別府孝浩，二宮風夫，平井郁仁，他．通常の小腸X線検査法と逆行性回腸造影法．臨と研 86: 1439-1443, 2009.
[5]賴岡誠，平井郁仁，八尾恒良，他．小腸内視鏡検査後の小腸X線造影用ゾンデ（福大筑紫式）の考案とその使用成績．胃と腸 46: 500-506, 2011.

Summary

Retrograde Ileography Using the Sonde Tube of Fukuoka University Chikushi Hospital

Fumihito Hirai[1], Makoto Yorioka[2], Tsuneyoshi Yao[3]

　　Enterography is extremely useful for detection of small bowel diseases, such as observation of lesions in the entire small intestine. However, it is sometimes challenging to visualize the lower small intestine during enterography using an oral approach, particularly in the pelvic small intestine, due to retention of barium, small bowel stricture, and adhesion. Retrograde ileography is used in such situations to compensate for these disadvantages. A unique method has been developed using balloon-assisted enteroscopy and the sonde tube of Fukuoka University Chikushi Hospital. If needed, this method can be applied in patients with small bowel diseases, particularly Crohn's disease. In this manuscript, we describe the procedure and methods used in ileography.

[1]Inflammatory Bowel Disease Center, Fukuoka University Chikushi Hospital, Chikushino, Fukuoka, Japan.
[2]Yorioka Clinic, Fukuoka, Japan.
[3]Sada Hospital, Fukuoka, Japan.

从升结肠到末端回肠呈区域性肠炎表现 家族性地中海热相关性肠炎（地中海热 遗传基因相关肠炎）1 例

田中 贵英[1]

藏原 晃一

八板 弘树

大城 由美[2]

八尾 隆史[3]

平田 敬[1]

萱嶋 善行

龟田 昌司

吉田 雄一朗

森崎 晋史

摘要●患者是70岁，女性。大约从4年前，开始数月一次的周期性发热和右下腹部疼痛，持续3～4天后自然缓解。这样的情况来回反复。这次因为同样出现了发热和右下腹部疼痛，在笔者所在科室就诊。在大肠内镜检查中在从近段升结肠到盲肠，在末端回肠发现有连续的弥漫性、全周性、区域性的红肿粗糙黏膜面，在同区域内有边界清晰的多发小溃疡和回盲瓣的变形和扩张。从同区域的活检中发现有明显嗜中性粒细胞浸润明显非特异的慢性炎症细胞浸润。另外，在灌肠X线造影检查中发现在近段升结肠肠系膜附着侧有暗示腹膜炎的硬化。之后，发热、腹痛在数日后自然消失，在内镜上显示有肠炎好转的倾向。因怀疑是家族性地中海热，进行了遗传基因检查，结果提示*MEFV*遗传基因exon2（G304R）基因突变。根据排除其他疾病的诊断和对秋水仙碱的反应性，诊断为家族性地中海热相关性肠炎（*MEFV*遗传基因关联肠炎）。之后，通过持续使用秋水仙碱使肠道病变得到改善，后续发热、腹痛没有再次复发。本例通过X线造影检查，提示肠炎的病变部位存在腹膜炎，进一步通过定点组织活检，在内镜像观察到区域性肠炎的范围之外发现了广泛的肠道炎症，这些临床和病理学上的发现对于考虑本肠炎病理机制具有参考意义。

关键词 **家族性地中海热 家族性地中海热相关性**
***MEFV* 遗传基因变异 大肠炎 腹膜炎 末端回肠**

早期胃癌研究会症例（2017 年 3 月度）
[1] 松山赤十字病院胃肠センター 〒790-8524 松山市文京町 1
E-mail : t-tanaka@intmed2.med.kyushu-u.ac.jp
[2] 同 病理诊断科
[3] 顺天堂大学大学院医学研究科人体病理病態学

简介

家族性地中海热（familial Mediterranean fever，FMF）是周期性的发热和以无菌性胸膜炎·腹膜炎作为典型症状的遗传性自身炎症性疾病，作为疾病关联的遗传基因，*MEFV*（mediterranean fever）被确定为与控制炎症性细胞因子有关的 pyrin 蛋白的编码基因。近年来，在日本可散见有关 FMF 合并了类似炎症性肠疾病的报告，被称为 FMF 相关性肠炎乃至 *MEFV* 遗传基因关联肠炎，但还不清楚其临床特征。这次笔者们诊治了 1 例从近段升结肠到末端回肠的呈区域性肠炎像的 FMF 相关性肠炎（*MEFV* 遗传基因关联肠炎）。本例中观察到了特征性的 X 线造影、内镜和病理组织学所见，这些发现对于考虑同种肠炎的病理生理机制具有重要意义。

病例

患　者：70 岁，女性。

主　诉：发热，右下腹部疼痛。

家族史：姐姐是大肠癌，大哥是肝癌，二哥是肺结核。

个人史：不喝酒、不抽烟。

既往史：没有。未常期或间断服用 NSAIDs（nonsteroidal anti-inflammatory drugs）。

现病史: 约从 4 年前开始以数月 1 次的周期，反复出现发热和右下腹部疼痛，持续 3~4 日后自然缓解。这次也同样地出现发热和右下腹部疼痛，在笔者所在科室就诊。

入院时状态：身高 152.0cm，体重 58.0kg，BMI 25.1，体温 38.5℃，脉搏 70 次 /min，正常，血压 136/64mmHg，心音·呼吸音正常，在右下腹部有自发性疼痛，有压痛，有反跳痛。

临床检查结果（表 1） 虽然有 CRP（C-reactive protein）、SAA（serum amyloid A）的上升，但 PCT（procalcitonin）和血液培养、便培养都是阴性。抗核抗体和类风湿因子（RF）、ANCA 全都是阴性，在血清学上的结核和 CMV（cytomegalovirus）也是未发现。另外，HLA-B51 是阴性。

小肠 X 线造影·灌肠 X 线造影表现 在上 ~ 中的小肠无明显异常。从末端回肠到近段升结肠有连续的全周性、区域性的粗糙黏膜面，在内部伴有多发的小钡剂斑（**图 1a**）。回盲瓣变形·扩张（**图 1b~e**）。据近段升结肠在盲肠的肠系膜附着侧认为有管外性压排，从终末回肠到盲肠·近段升结肠，有连续性的伴有多发小钡斑的全周性的粗糙黏膜面。存回盲瓣的变形和开大。从近段升结肠至盲肠的肠系膜附着侧有管外性压排样的壁伸展不良。压排样的

<table>
<tr><td colspan="2">▇▇ **表1** 各检查中SM深部</td></tr>
<tr><td colspan="2">血液学</td></tr>
<tr><td>WBC</td><td>6490/μL</td></tr>
<tr><td>RBC</td><td>394×10^4/μL</td></tr>
<tr><td>Hb</td><td>12.0g/dL</td></tr>
<tr><td>Ht</td><td>36.6%</td></tr>
<tr><td>Plt</td><td>27.4×10^4/μL</td></tr>
<tr><td colspan="2">生化学</td></tr>
<tr><td>TP</td><td>7.5g/dL</td></tr>
<tr><td>Alb</td><td>3.8g/dL</td></tr>
<tr><td>T-Bil</td><td>0.6mg/dL</td></tr>
<tr><td>AST</td><td>17U/L</td></tr>
<tr><td>ALT</td><td>10U/L</td></tr>
<tr><td>LDH</td><td>220U/L</td></tr>
<tr><td>AMY</td><td>76U/L</td></tr>
<tr><td>BUN</td><td>19.7mg/dL</td></tr>
<tr><td>Cr</td><td>0.77mg/dL</td></tr>
<tr><td>Na</td><td>138mEq/L</td></tr>
<tr><td>K</td><td>4.5mEq/L</td></tr>
<tr><td>Cl</td><td>101mEq/L</td></tr>
<tr><td>PCT</td><td>0.05ng/dL</td></tr>
<tr><td colspan="2">免疫学</td></tr>
<tr><td>CRP</td><td>11.75mg/dL</td></tr>
<tr><td>SAA</td><td>2183.4μg/mL</td></tr>
<tr><td>抗核抗体</td><td><40倍</td></tr>
<tr><td>RF</td><td>5 IU/mL</td></tr>
<tr><td>MPO-ANCA</td><td>（—）</td></tr>
<tr><td>PR3-ANCA</td><td>（—）</td></tr>
<tr><td colspan="2">感染病监测</td></tr>
<tr><td>QFT</td><td>（—）</td></tr>
<tr><td>CMV抗原</td><td>（—）</td></tr>
<tr><td colspan="2">肿瘤标注物</td></tr>
<tr><td>CEA</td><td>2.5ng/dL</td></tr>
<tr><td>CA19-9</td><td>4.8U/mL</td></tr>
<tr><td colspan="2">HLA</td></tr>
<tr><td>HLA-A26</td><td>阴性</td></tr>
<tr><td>HLA-B51</td><td>阴性</td></tr>
<tr><td colspan="2">培养</td></tr>
<tr><td>血液培养</td><td>阴性</td></tr>
<tr><td>便培养</td><td>阴性</td></tr>
</table>

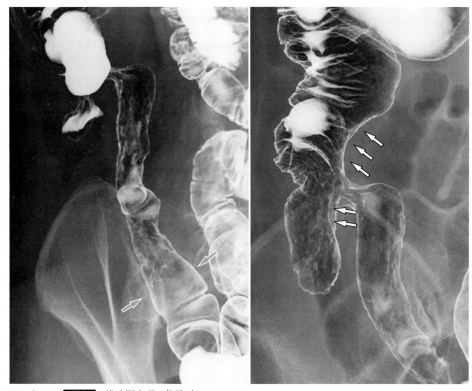

图1 X线造影表现（住院时）

a b

a 经口小肠X线造影图像（经肛门追加空气灌肠来成像）。终末回肠通过回盲瓣向口侧大约20cm显示连续性的全周性的粗糙黏膜面，在内部有多发小钡剂斑。蓝色箭头指示相当于粗糙黏膜面的口侧端。在同一部位的口侧回肠的黏膜面没有异常。

b 经口小肠X线造影图像（经肛门追加空气灌肠来成像）。从终末回肠到盲肠·近段升结肠，有连续性的伴有多发小钡剂斑的全周性的粗糙黏膜面。存在回盲瓣的变形和扩张。从近段升结肠至盲肠的肠系膜附着侧有管外性压排样的壁伸展不良。

壁伸展不良异常（**图1b~e**）。即使空气量变化，体位变换也是恒定的（**图1b~e**）。

大肠内镜表现 越过回盲瓣率约20cm的末端回肠有黏膜面的斑点状红肿和绒毛的粗大化，多发边界清晰并且不伴有水肿的小溃疡（**图2a~d**）。从盲肠开始到升结肠是弥漫性、全周性的附着白色脓性黏液红肿的粗糙黏膜，在内部多发大小不同的不规则溃疡（**图2e~l**）。在溃疡周围红肿不明显，排列不规则。

从远段升结肠到直肠的黏膜面看上去正常，认为没有明确的黏膜病变。内镜提示是从末端回肠到盲肠，升结肠的区域性肠炎表现。

胶囊小肠内镜表现 在末端回肠以外的口侧小肠没有非典型发现。在末端回肠与施行大

肠内镜检查时的发现物相同，认为有多发的小溃疡。

病理组织学结果 在大肠内镜检查时施行的从末端回肠（**图3a**）、盲肠（**图3b**）的溃疡边缘的活检组织中发现在黏膜固有层弥漫性的伴有高度的嗜中性粒细胞浸润的慢性炎症细胞浸润和回肠绒毛的萎缩，隐窝的分支、杯细胞减少，轻度的隐窝炎。没有淀粉样变性也没有在Crohn病，结核感染可见的肉芽瘤和血管炎综合征，没有CMV感染等值得怀疑的非典型的发现。另外，在本例中，虽然施行了从内镜上看上去正常的从横行结肠到直肠的整个部位的定点活检(跳跃活检)，但是在从横结肠（**图3c**）、降结肠（**图3d**）、乙状结肠（**图3e**）

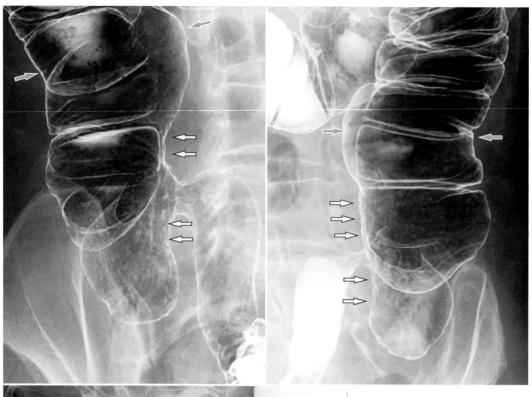

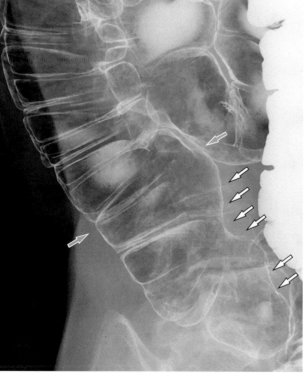

图1（续）

c~e 灌肠X线造影图像。回盲瓣变形·扩张，从近段升结肠到盲肠存在连续性全周性伴有多发小钡剂斑的粗糙黏膜（c、d）。蓝色箭头指示相当于粗糙黏膜面的肛侧端（c~e）。在同部位的肛侧的大肠的黏膜面没有异常。从升结肠到盲肠的肠系膜附着侧有管外性压排样的壁伸展不良（c~e，黄色箭头）。即使体位变换也表现恒定不变（c~e）。

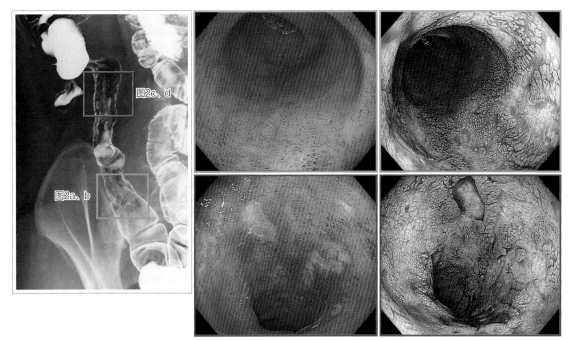

图2 大肠内镜表现（住院时）

a、b 距回盲瓣约20cm口侧回肠（肠炎像的口侧端，参照**图1a′**的蓝框部），远段回肠的绒毛是红肿并且粗大，有多发的浅的小溃疡。b是色素散布像。同部位的口侧的黏膜面看上去正常，同部位相当于区域性肠炎的口侧端。

c、d 离回盲瓣最近的口侧的末端回肠（参照**图1a′**的红框部），在末端回肠有弥漫性的发红的粗糙黏膜。多发大小不同的浅溃疡。d是色素散布像。

| 1a′ | 2a | 2b |
| | 2c | 2d |

和直肠（**图 3f**）的黏膜组织活检中也只有轻度的，认为与回盲部的发现类似的伴有嗜中性粒细胞浸润、慢性炎症细胞浸润以及部分隐窝脓肿。

活检培养检查 在大肠内镜检查时从盲肠的肠炎部位施行的活检培养检查中，细菌、结核菌都是阴性。

临床后续 住院后，在不吃药的情况下观察了后续。在住院第 3 天，自然退热，腹部症状也消失了。在症状消失的住院 2 周后再次大肠内镜检查。与发作时相比，从末端回肠开始，在右半结肠多发的溃疡有愈合倾向和有粗糙黏膜的消退倾向（**图 4**）。从同部位的组织活检发现嗜中性粒细胞浸润和慢性炎症细胞浸润的好转倾向。

本病例从周期性和反复性这一病程和临床经过，强烈怀疑是 FMF，行基因检测发现

MEFV 遗传基因 exon2（G304R）存在变异是阳性。开始口服秋水仙碱 1.0mg/d 之后，后续再无发热和腹痛的复发，在口服 3 个月之后施行的大肠内镜检查中，发现从末端回肠开始右半结肠的溃疡和粗糙黏膜有改善的倾向。之后也继续口服秋水仙碱，后续 1 年以上都没有再复发。

本病例从临床经过怀疑是 FMF，对秋水仙碱的反应性加上遗传基因检测确定诊断是 FMF。关于肠炎，没有 NSAIDs 服药史，以病理组织学和细菌学的排除诊断为基础，并且从 FMF 和肠炎像的病势相关这一点，综合诊断为"FMF 相关性肠炎（*MEFV* 遗传基因关联肠炎）"

研究

FMF 正如其名是以地中海沿岸的犹太系民族为中心，土耳其、亚美尼亚、阿拉伯地区

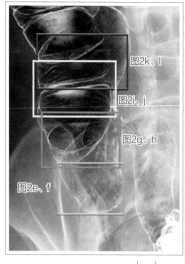

	2e	2f
1c′	2g	2h
	2i	2j
	2k	2l

图2（续）

e、f 盲肠（参照**图1c′**的橙框部）。在盲肠有弥漫性的发红粗糙黏膜，有小多发的溃疡。

f 是色素散布像。

g、h 回盲瓣部（参照**图1c′**的绿框部）。在回盲瓣附近的大肠黏膜面有弥漫性的发红粗糙黏膜，有多发大小不同的溃疡。回盲瓣口侧的升结肠下端是全周性的轻度狭窄。回盲瓣变形·扩张。

h 是色素散布像。

i、j 回盲瓣附近的近段升结肠（参照**图1c′**的黄框部）。回盲瓣肛侧的远段升结肠呈弥漫性发红粗糙黏膜，认为有多发大小不同的溃疡。黏膜面是以肠系膜侧为中心轻度浮肿状的肥厚。

j 是色素散布像。

k、l 近段升结肠（参照**图1c′**的紫框部）。

i、j 稍微偏肛侧的远段升结肠有轻度的发红粗糙黏膜，有散在的小溃疡。

l 是色素散布像。同部位的肛侧的大肠看上去正常，同部位相当于区域性肠炎像的肛侧端。

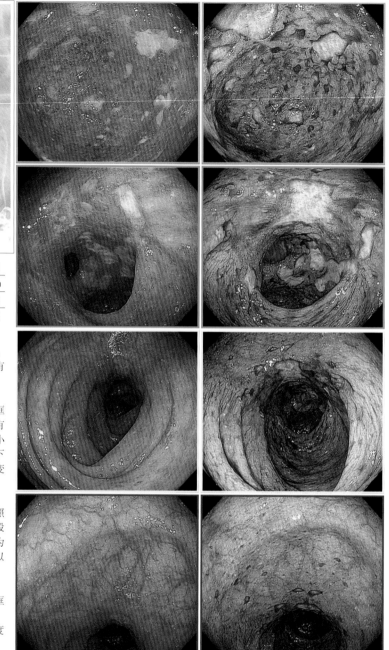

人们好发的周期性发热综合征，发热时间是6～96h相对较短，伴有由浆膜的无菌性炎症引起的腹痛·胸痛·关节痛是其特征。在1998年，*MEFV*遗传基因被认定为责任遗传基因。本疾病呈常染色体隐性遗传形式，虽然患者多为变异型*MEFV*的纯合子或者是复合杂合子，但也存在临床上即使诊断为FMF也无法确认*MEFV*遗传基因变异的病例以及也报告了呈显性遗传

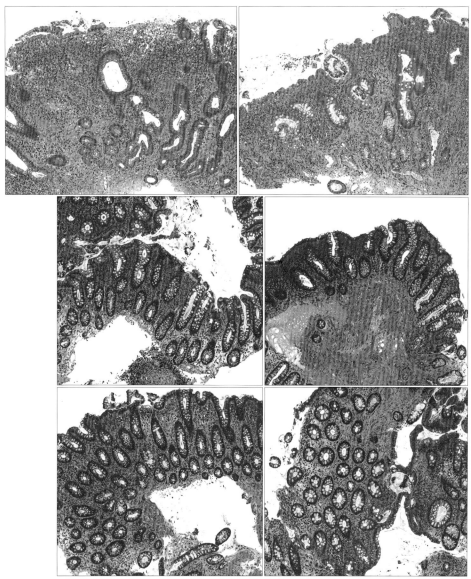

a	b
c	d
e	f

图3 活检病理组织学表现

a 终末回肠的溃疡边缘的活检。在黏膜固有层有弥漫性的高度的嗜中性粒细胞浸润，伴有绒毛的萎缩，隐窝的分支、杯细胞减少，轻度的隐窝炎。

b 升结肠的溃疡边缘的活检。显示伴有嗜中性粒细胞浸润的强活动性炎症，有隐窝的分支和杯细胞减少。

c~f 对看上去正常的横结肠（c）、下行结肠（d）、乙状结肠（e）、直肠（f）的活检。可见嗜中性粒细胞浸润和在一部分有隐窝脓肿，有从轻度到中等度的慢性活动性炎症细胞浸润。

形式的谱系。虽然 *MEFV* 遗传基因编码的 pyrin 蛋白功能异常与病态有关，但详细的原因仍不明确。典型表现是突然高热，持续半日到3日。伴发症状是由胸膜炎和腹膜炎引起的强烈的胸背部疼痛，腹痛，有时还伴有关节炎和丹毒样皮疹。非典型表现是，发热时间不是半日到3日，发热也不超过38℃，呈与典型病例腹部症状不完全相同的临床表现。在发病频度高的典型病例多的地中海沿岸等海外是以 Tel-Hashomer 标准（**表2**）为基础来诊断的。另一方面，在约

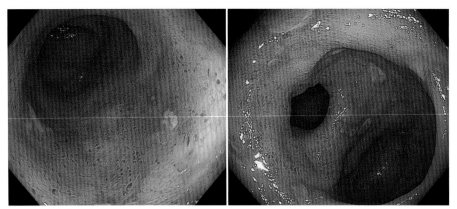

图4　住院2周后的非发作时的大肠内镜表现。末端回肠（a）和回盲瓣部（b）的小溃疡缩小且瘢痕化，发红粗糙黏膜也有治愈倾向

表2　Tel-Hashomer标准

主要标准	次要标准
1）~4）典型的发作 　1）腹膜炎（非限局性） 　2）胸膜炎（单侧性）或心膜炎 　3）单关节炎（髋、膝、踝） 　4）只发热	1）~3）部位有次要标准 　1）腹部 　2）胸部 　3）关节 4）运动时下肢疼痛 5）对秋水仙碱有良好的反应

满足1个以上的主要标准、2个以上的次要标准时诊断为FMF

〔转载自：Livneh A, et al. Criteria for the diagnosis of familial Mediterranean fever. Arthritis Rheum 40：1879-1885, 1997.〕

40%是非典型病例的日本，使用厚生劳动省（**表3**）的诊断标准，探讨了在非典型病例中诊断性质用秋水仙碱和 *MEFV* 遗传基因检测。

推测现在日本大约有500例存在。*MEFV* 遗传基因是位于第16号染色体的短臂，由10个exon构成。典型病例多是exon10的变异（M694I，M680I，M694V，V726A），非典型病例是exon10的变异少，可多见exon2（E148Q，L110P-E148Q，R202Q，G304R）等的变化。本病没有根治疗法，在抑制发作方面秋水仙碱对90%以上的病例奏效。秋水仙碱不奏效的时候和难以使用秋水仙碱的时候，报告了抗TNFα（tumor necrosis factor α）制剂和抗IL-1（interleukin 1）制剂、水杨酸等的有效性。无治疗炎症反复的话也会合并淀粉样变性。把在日本确认FMF引起肠道病变报告的12例（包括本例）整理于**表4**。12例中8例伴有结肠炎，

病变范围停留在升结肠为止的右半结大肠的是5例，从左半结肠开始波及全结肠的有3例，但均是在以回盲部为中心的深部结肠，有更显著的肠炎表现。虽然大肠炎的内镜表现从红肿颗粒状乃至粗糙黏膜面到阿弗他溃疡·糜烂·溃疡是多样的，但从病变部位的活检都只发现有非典型的慢性炎症细胞浸润。另外，关于小肠炎，确认9例是小肠炎，作为病变部位为末端回肠有6例，人数最多，终末回肠以外的空肠回肠也有4例存在肠炎。小肠炎除发红·糜烂、小溃疡以外，还报告了呈多发小隆起的病例和合并狭窄病例，比结肠有更多多样的发现。另外，包括存在exon2（G304R）变异的本例在内的3例均在右半结肠，特别是在回盲部附近有肠炎表现，有可能反映了变异的组合和临床表现有关系。在欧美，Demir等对41例FMF病例施行胶囊小肠内镜检查和大肠内镜检查的

表3 家族性地中海热（FMF）的诊断标准
（ "自发炎症性疾病和遗传性疾病的诊断标准、重症度分类、诊疗指南确立的研究"研究组）

1.临床表现

　①必需项目：12～72h持续38℃以上的发热反复3次以上。发热时CRP和血清淀粉样蛋白A（SAA）等的炎症指标有明显的上升。发作间歇期这些会消失

　②辅助项目

　　　i）作为发热时的伴发症状，存在以下1种或1种以上

　　　　　a.非局限性的腹膜炎引起的腹痛

　　　　　b.胸膜炎引起的胸背部痛

　　　　　c.关节炎

　　　　　d.心膜炎

　　　　　e.睾丸浆膜炎

　　　　　f.脑膜炎引起的头痛

　　　Ⅱ）通过秋水仙碱的预防口服，发作会消失或者减轻

2.*MEFV*遗传基因检测

　1）在临床表现中有必需项目和辅助项目中的任意1项以上时，在临床上诊断为FMF的典型病例

　2）只反复发烧，或者只满足辅助项目中1项以上的，考虑为非典型的病状的病例，进行*MEFV*遗传基因的检测，在以下情况下诊断为FMF或者是FMF非典型病例

　　　a）存在exon10的变异（M694I，M680I，M694V，V726A）（包括杂合子的变异）时，诊断为FMF

　　　b）存在exon10以外的变异（E84K，E148Q，L110P-E148Q，P369S-R408Q，R202Q，G304R，S503C）（包括杂合子的变异）对秋水仙碱的诊断性使用有反应时，是FMF非典型病例

　　　c）没有变异，对秋水仙碱的诊断性使用有反应的时候，是FMF非典型例

CRP：C反应蛋白（C-reactive protein）；SAA：serum amyloid A.

〔家族性地中海热. 厚生労働省ホームページより転載〕

结果中，报告了有44%的病例小肠黏膜欠损主要在空肠的分布，没有发现结肠炎的病例，在exon10的变异占大部分的欧美和exon10的变异少的日本，肠病变的频度和病变部位可能不同。另外，胶囊小肠内镜检查可见的病变有可能是消化道AA淀粉样变性和NSAIDs相关性肠病变。

近年来，仲瀬等把在FMF病例可见的类似IBD的肠病变称为FMF相关性肠炎或者*MEFV*遗传基因关联肠炎，并且提出其病变概念。FMF病例可能合并消化道AA淀粉样变性和NSAIDs相关性肠病变等的消化道病变，**表4**所示的在日本存在肠道病变的FMF几例报告未必都能与该肠炎的疾病概念相吻合，本病例是从临床过程怀疑是FMF，在确认了对秋水仙碱的反应性以及遗传基因检测在满足了FMF典型病例的诊断标准上，加上存在IBD类似肠病变，病历上确认没有NSAIDs的用药史，行病理组织学和细菌学检查排除诊断后与FMF和肠炎的病情一致，考虑为FMF相关性肠炎或*MEFV*遗传基因关联肠炎。今后，期待能确立包括排除诊断在内的该肠炎的诊断标准。

本病例在X线造影检查中有典型表现。从近段升结肠开始至盲肠的肠系膜附着侧可见的管外性压排样的硬化异常，可能反映本症特征是腹膜炎。来院时，在右下腹部有压痛，在同部位附近存在反跳痛也与临床相吻合，存在与肠炎的病变部位一致的腹膜炎，这些影像上的表现颇有意思。在过去虽然没有类似的报告，但是在呈腹膜炎的病例中有潜在合并肠道病变的可能性，期望能有进一步研究。

另外在本例中，在病理组织学也有有趣的发现。第一，从区域性肠炎内部的活检组织，在发作时，除了非特异的慢性炎症细胞浸润之外，还可见比较高度的嗜中性粒细胞浸润。有本病在发作时是末梢血中有显著的白细胞增多（嗜中性粒细胞增多）的病例，其病理组织学上的表现可能与此吻合。在病理组织学上有嗜中性粒细胞浸润明显的时候，应把感染性肠炎以及合并细菌感染等的IBD鉴别列举出来，这

表4 有时存在肠病变的家族地中海热的报告病例

报告者	报告年份	年龄	性别	大肠炎的范围	大肠炎的内镜表现	小肠炎的内镜表现	MEFV遗传基因变异	症状	治疗
山本等	2015	20岁左右	M	盲肠~乙状结肠	UC样的红肿颗粒状黏膜	—	exon9, intron7, intron9	发热，便血，腹泻，关节痛	秋水仙碱
Arasawa等	2012	42岁	F	右半结肠	红肿颗粒状黏膜，血管透见像消失	无异常	exon2 (G304R)	发热，关节痛	秋水仙碱
Takaahashi等	2012	25岁	F	无异常	无异常	在末端回肠多发浅溃疡	exon2 (E148Q)	腹痛	秋水仙碱 伊纳希普 英夫利昔单抗
通高等	2015	28岁	F	盲肠	有区域性的红肿黏膜，血管透见像消失	无异常	exon2 (E148Q)，exon10 (M694I)	发热，腹痛，血便	秋水仙碱
Kitade等	2015	66岁	M	无异常	无异常	在全小肠伴有白苔、红肿、糜烂、水肿	exon10 (E84K)，exon3 (P369S)	发热，腹痛	秋水仙碱 伊纳希普
Yorifuji等	2015	57岁	F	无异常	无异常	在空肠有糜烂、充血、浮肿。	无	发热，腹痛	秋水仙碱
Esaki等	2017	39岁	F	无异常	无异常	从十二指肠~上段小肠有多发炎症性的息肉样隆起和溃疡瘢痕	exon2 (R202Q)	发热，腹痛	秋水仙碱
Torisu等	2017	68岁	F	盲肠~乙状结肠	扩展到全周性阿弗他溃疡性糜烂	散布在下部小肠阿弗他溃疡性糜烂	exon2 (G304R)	发热，腹痛，下痢	秋水仙碱
Asakura等	2018	21岁	M	全结肠	阿弗他溃疡样糜烂	在末端回肠有纵走倾向的溃疡	exon2 (L110P/E148Q)	发热，腹痛，体重减少	秋水仙碱 伊纳希普
佐藤等	2018	38岁	F	回盲瓣	圆形的深度溃疡	在末端回肠有圆形的深度溃疡	exon2 (E148Q)，exon10 (M694I)	软便，血便	秋水仙碱 类固醇
左野村等	2018	40岁左右	M	盲肠	呈白斑的阿弗他溃疡	在末端回肠呈白斑的阿弗他溃疡	exon2 (L110P/E148Q)，exon10 (M694I)	发热，腹痛	秋水仙碱
田中贵英等（本例）	2019	70岁左右	F	盲肠升结肠	多发大小不同的地图状类圆形溃疡	在末端端回肠多发溃疡	exon2 (G304R)	发热，腹痛	秋水仙碱

有可能成为在活检诊断中的重要结论。第二，是通过定点活检在内镜看上去正常的左半结肠中也有病变，虽然轻微但与区域性肠炎部位同样倾向的病理组织学异常。因此在内镜角度虽然是从右半结肠到终末回肠的区域性肠炎，但在病理组织学角度上提示是全结肠炎，炎症细胞高度浸润的部位内镜上的肠炎部位保持一致。说明本病可能潜在着比内镜上的肠炎表现范围更广泛的肠道炎症。期待能够针对以上的两点以病例的积累为基础进行更多的病理组织学的研究。

现在，作为厚生劳动省难治性炎症性肠道障碍相关调查研究之一，仲濑等正着手于"家族性地中海热遗传基因关联肠炎诊断方法的确立（UMIN 实验 ID：000022289）"。迄今为止，在诊断为 IBDU（IBD-unclassified）的病例中，有可能存在与 FMF 相关的病例，通过研究 FMF 相关性肠炎（*MEFV* 遗传基因关联肠炎）的病态，在至今考虑是难治性 IBDU 的一部分病例中，有望能改善其预后。也期待能累计更多的 FMF 相关性肠炎（*MEFV* 遗传基因关联肠炎）的病例和进一步解释清楚其病态。

总结

本文报告了从近端升结肠开始到终末回肠的呈区域性肠炎的 FMF 相关性肠炎（*MEFV* 遗传基因关联肠炎）的 1 例。本病例是 *MEFV* 遗传基因 exon2（G304R）突变，在考虑是本病的肠病变的病态基础上存在有趣的 X 线造影、内镜表现以及病理组织学上的发现。通过对本病症的周知，期待能更多地累计病例及进行更进一步的研究。

致谢
在本文即将完成之际，对进行本病例的遗传基因诊断的仲濑裕志医生（京都大学医学部附属医院内镜部，现札幌医科大学消化器官内科学讲座）表示深深的感谢。另外，对在早期胃癌研究会2017年3月度例会中做出指导的主持人江崎干宏医生（九州大学医院病态机能内科学，现佐贺大学医学部附属医院光学医疗诊疗部）、长南明道医生
（仙台厚生医院消化器官内镜中心，现仙石医院内科）表示感谢。

参考文献

[1]Alghamdi M. Familial Mediterranean fever, review of the literature. Clin Rheumatol 36: 1707-1713, 2017.

[2]Centola M, Chen X, Sood R, et al. Construction of an approximately700-kb transcript map around the familial Mediterranean fever locus on human chromosome 16p13.3. Genome Res 8: 1172-1191, 1998.

[3]山本章二朗，三池忠，野田裕子，他．想起困難な希少疾患—家族性地中海熱：腸炎で発症し，経過中，周期熱・全身関節炎を発症し，家族性地中海熱と診断した1例．胃と腸 50: 943-949, 2015.

[4]仲瀬裕志，小柏剛，国崎玲子，他．家族性地中海熱の小腸病変．Intestine 21: 542-547, 2017.

[5]飯田智哉，宮川麻希，那須野正尚，他．小腸の非腫瘍性病変—家族性地中海熱の小腸病変．胃と腸 54: 526-531, 2019.

[6]Livneh A, Langevitz P, Zemer D, et al. Criteria for the diagnosis of familial Mediterranean fever. Arthritis Rheum 40: 1879-1885, 1997.

[7]Migita K, Uehara R, Nakamura Y, et al. Familial Mediterranean fever in Japan. Medicine 91: 337-343, 2012.

[8]家族性地中海熱．厚生労働省ホームページ．http://www.mhlw.go.jp/file/06-Seisakujouhou-10900000-Kenkoukyoku/0000101069.pdf（2019年6月閲覧）.

[9]Arasawa S, Nakase H, Ozaki Y, et al. Mediterranean mimicker. Lancet 380: 2052,2012.

[10]Takahashi T, Tsukuda H, Itoh H, et al; An atypical familial Mediterranean fever patient who developed ulcers in the terminal ileum and recurrent abscess-like lesions in multiple organs. Intern Med 51: 2239-2244, 2012.

[11]樋高秀憲，坂田資尚，上松一永，他．潰瘍性大腸炎類似の区域性腸炎を伴った家族性地中海熱の1例．Gastroenterol Endosc 57: 1203-1209, 2015.

[12]Kitade T, Horiki N, Katsurahara M, et al. Usefulness of small intestinal endoscopy in a case of adult-onset familial Mediterranean fever associated with jejunoileitis. Intern Med 54: 1343-1347, 2015.

[13]Yorifuji N, Kakimoto K, Higuchi K. Recurrent abdominal pain accompanied by small intestinal lesions. Gastroenterology 148: 24-25, 2015.

[14]Esaki M, Kawano S, Matsumoto T. Rare case of duodenojejunal pseudopolyposis: Report of a case of adult-onset familial Mediterranean fever. Dig Endosc 29: 394-395, 2017.

[15]Torisu T, Kawano S, Esaki M. Febrile attacks with a refractory colonic lesion. Gastroenterology 153: 19-20, 2017.

[16]Asakura K, Yanai S, Nakamura S, et al. Familial Mediterranean fever mimicking Crohn disease: a case report. Medicine（Baltimore） 97: e9547, 2018.

[17]佐藤宗広，森田真一，川田雄三，他．家族性地中海熱の経過中に回盲部潰瘍をきたした1例．Gastroenterol Endosc 60: 1585-1590, 2018.

[18]佐野村誠，横濱桂介，坂口奈々子，他．盲腸にアフタを認めた家族性地中海熱の1例．日大腸検会誌 35: 39-44, 2018.

[19]Demir A, Akyüz F, Göktürk S, et al. Small bowel mucosal damage in familial Mediterranean fever: results of capsule endoscopy screening. Scand J Gastroenterol 49: 1414-1418, 2014.

Summary

Familial Mediterranean Fever with Segmental Entero-colitis, Report of a Case

Takahide Tanaka[1], Koichi Kurahara,
Hiroki Yaita, Yumi Oshiro[2],
Takashi Yao[3], Takashi Hirata[1],
Yoshiyuki Kayashima, Masashi Kameda,
Yuichiro Yoshida, Shinji Morisaki

The patient was a 75-year-old woman who had been suffering from pyrexia and lower right quadrant pain, which had repeatedly occurred every few months and had then spontaneously improved after several days since approximately four years before her initial visit. Presently, the patient developed pyrexia and lower right quadrant pain and thus consulted our department in 201X. Results of a colonoscopy examination revealed diffuse, circumferential, and segmental redness with coarse mucosa extending continuously from the proximal ascending colon to the cecum and terminal ileum ; meanwhile, in the same area, multiple well-circumscribed small ulcers and ileocecal valve incompetence were observed. Biopsy of the coarse red mucosa revealed slight neutrophilic infiltration and non-specific chronic inflammatory cell infiltration. Furthermore, radiographic contrast revealed sclerosis features, suggesting peritonitis at the mesenteric side of the proximal ascending colon. Several days later, symptoms of pyrexia and abdominal pain spontaneously disappeared and enteritis tended to improve on colonoscopy. Upon suspicion of familial Mediterranean fever, genetic screening was performed, which revealed a homozygous mutation in exon 2 (G304) on *MEFV*. Based on exclusion diagnosis of other diseases and responsiveness to colchicine, a diagnosis of familial Mediterranean fever-related enteritis (*MEFV*-related enteritis) was made. Thereafter, continuous colchicine therapy improved the intestinal lesions, and the patient progressed without flare-up of pyrexia and abdominal pain. Considering the condition of enteritis in the present case, we observed interesting clinical findings and histopathological findings, such as peritonitis consistent with the site affected by enteritis on barium enema. Furthermore, histopathological analysis of specific-site biopsy suggested possible extensive latent enteritis beyond the area observed with colonoscopy, indicating segmental enteritis.

[1]Division of Gastroenterology, Matsuyama Red-cross Hospital, Matsuyama, Japan.
[2]Department of Pathology, Matsuyama Red-cross Hospital, Matsuyama, Japan.
[3]Department of Human Pathology, Juntendo University Graduate School of Medicine, Tokyo.

编辑后记

藏原 晃一　松山红十字医院肠胃中心

近年来，在一般临床中进行胃肠道X线造影检查的机会正在逐渐减少。除了胃X线检查以外，内镜成了胃肠道筛查的主角，X线造影检查在一部分机构，多数显示是作为对内镜筛查出的病例的精密检查和术前检查的环节来施行的。另外，X线造影检查在技术上的娴熟是需要时间和经验的，即使是在施行造影检查的机构中为了继承摄影技术而伤脑筋的时候也并不少。

另一方面，X线造影检查通过并用充盈像、双重造影图像和压迫法，分别在肿瘤性病变和炎症性疾病中，能够对病变的部位、形态、大小、分布、变形和狭窄、与周围器官的关系等客观地做出评估，对整体影像的把握和鉴别诊断是有用的，特别是内镜插入困难的管腔狭小情况，或者是对预测会形成瘘孔的疾病的诊断和病态的把握也是凌驾于内镜检查之上的。

本书以"胃肠道X线造影检查的全部"为主题，针对所有消化道的X线造影检查，请各部位行家的医生们执笔了实际拍摄技术和诀窍、读片的重点，目标是务必把本书做成一本放在手边的"胃肠道X线造影手册"。另外，考虑是想通过收录多数的信息量大的漂亮的X线影像，给相关医生特别是新手医生对X线造影检查的有用性和必要性一个再认识的机会。策划由齐藤、入口和藏原负责。

首先，序中的齐藤论文整理了胃肠道X线造影检查的利弊点，总结了X线影像的成立经过和读片的基础。在读过本序之后，请继续阅读以下的主题。

主题的小田论文概述了食管X线造影的拍摄技术和读片重点。对双重造影图像和切除标本的肉眼表现，与病理组织学上的发现的对比印象深刻，请熟读。

吉田论文详细叙述了胃癌X线检查中的标准成像方法，在头低位俯卧位双重造影正位像的成像中介绍了双垫肩·向左技术。请熟知筛查的成立过程。

中原论文指出了在胃X线检查中筛查和精密检查的技术上分歧的问题点，介绍了在成像和读片中作为阶段性的技能。

入口论文详细叙述了实用的精密胃X线成像方法（导管注气法）的技术。为了能取得信息量大的精密检查影像，使用导管在拍摄前处理胃黏液整顿胃的形状，避免向小肠的钡剂流出，是满载了今后也想继承的成像技术的论文，请熟读。

齐藤论文详细叙述了低张性十二指肠造影的技术和读片，在与相邻器官关联的重要的部位，震撼于所提供的美丽又精致的双重造影图像。这是一篇如果有机会也想让人尝试拍摄低张性十二指肠造影的论文。

藏原论文详细叙述了顺行性小肠造影（口服法和导管注气法）的技术和读片的要点。在成像中强调了细心的压迫成像的重要性。另外，在生理上管腔狭窄内镜检查容易变得困难的小肠，论述了变形·合并狭窄病例的X线学的鉴别诊断及其有用性。

川崎论文以自检大肠95例为基础，比较和讨论了灌肠X线造影检查和普通内镜检查、放大内镜检查对SM深部浸润癌的诊断能力。灌肠 X 线造影检查的浸润深度的诊断能力与普通内镜检查基本同等，显示灵敏度和阴性预测值是最高的。清水论文详细叙述了通过灌肠 X 线造影对炎症性肠疾病的诊断，提供了很多有代表性的 X 线表现和内镜表现的对比病例，光是确认影像和图例的疾病名就对学习很有帮助。

札记中的平井论文介绍了使用福冈大学筑紫医院式造影软管的逆行性回肠造影的技术，提供了精致的双重造影图像。

主题病例中的田中论文详细地报告了地中海热相关性肠炎包括其临床经过。对在 X 线造影与病变肠炎的部位一致被认为是腹膜炎的发现（管外性压排样表现）留下了很深的印象。

如上所述，在本书中整理了针对覆盖全消化道的 X 线造影检查，其实际的成像技术和读片的重点。施行胃肠道 X 线造影检查之际，请务必参考成像部位的记载。

包括 X 线双重造影图像的临床像和切除标本肉眼表现，与病理组织结果的对比是形态诊断学的基础，把从对比所得的知识反馈到日常的内镜检查，能进一步有助于诊断能力的更加提升。希望通过本书，理解 X 线造影检查的意义和优点，期待可以在临床现场活用此检查。

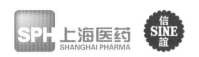

培菲康®
双歧杆菌三联活菌胶囊

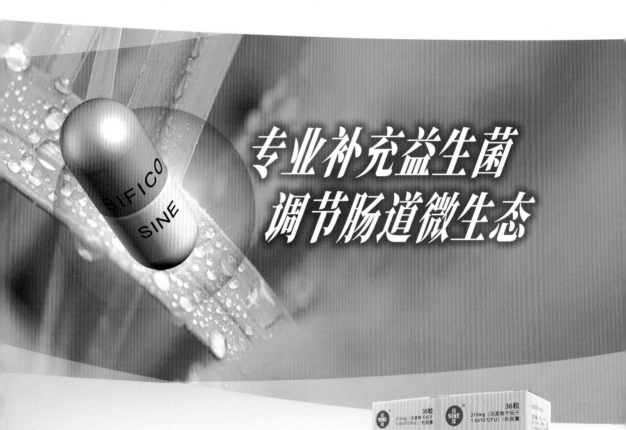

专业补充益生菌
调节肠道微生态

药理作用：口服双歧杆菌、嗜酸乳杆菌、粪肠球菌三联活菌胶囊，三菌联合，直接补充人体正常生理细菌，调整肠道菌群平衡，促进机体对营养物的消化，合成机体所需的维生素，激发机体免疫力。

主治因肠道菌群失调引起的急慢性腹泻、便秘，也可用于治疗中型急性腹泻，慢性腹泻及消化不良、腹胀，以及辅助治疗因肠道菌群失调引起的内毒素血症。

禁　　忌：未进行该项实验且无可靠的参考文献。
不良反应：未发现明显不良反应。

上海上药信谊药厂有限公司

地址：中国(上海)自由贸易试验区新金桥路905号　邮编：201206　电话：021-58995818　国药准字S10950032　沪药广审(文)第250425-10251号　本广告仅供医学、药学专业人士阅读

广告

广告

SPH 上海医药 SHANGHAI PHARMA 信SINE誼

更专业的益生菌
卓越·非凡 PRO

12株名菌，4种名元
16000+已发表研究文献

9株
进口菌株

4种
益生元

PRODUCE 智造

PROFESSIONAL 专业

PROBIOTICS 益生菌

信SINE誼 ®

信SINE誼 ®

3株
中国菌株

P16
益生菌
固体饮料

P16+
益生菌 PRO
固体饮料

净含量:30g(2g×15)

PRODUCE 智造
PROFESSIONAL 专业
PROBIOTICS 益生菌

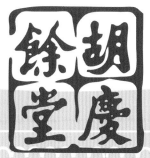

创始于1874年

胃复春胶囊

健脾益气活血解毒

用于治疗胃癌癌前期病变的中成药

国药准字Z20090697

胃复春胶囊

WEI FU CHUN JIAONANG

60 粒装

杭州胡庆余堂药业有限公○

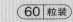

【成　　份】红参、香茶菜、枳壳(炒)。
【功能主治】健脾益气，活血解毒。用于治疗胃癌癌前期病变、胃癌手术后辅助治疗、慢性浅表性胃炎属脾胃虚弱证者。
【规　　格】每粒装0.35g。
【用法用量】口服。一次4粒，一日3次。
【包　　装】口服固体药用高密度聚乙烯瓶。60粒/瓶，1瓶/盒。
【批准文号】国药准字Z20090697
【不良反应】详见说明书。
【禁　　忌】禁止与含藜芦药物同服。

企业名称：杭州胡庆余堂药业有限公司
生产地址：杭州余杭经济技术开发区新洲路70号
传真号码：0571-86993828
注册地址：杭州余杭经济技术开发区新洲路70号

邮政编码：311100
电话号码：0571-86992277(总机)
网　　址：http://www.hqyt.com

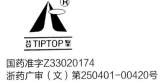

国药准字Z33020174
浙药广审（文）第250401-00420号

养胃颗粒
YANGWEI KELI

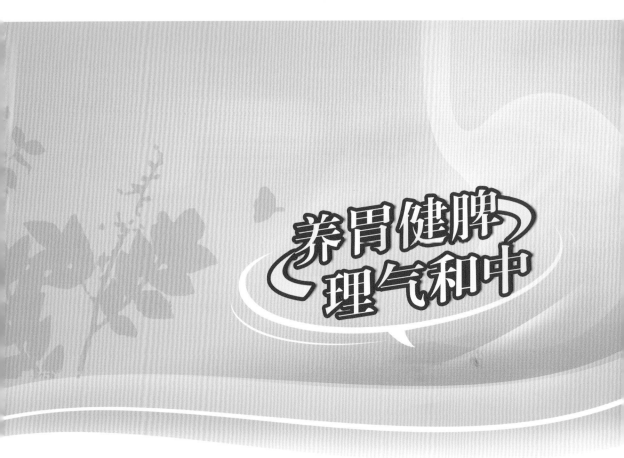

养胃健脾
理气和中

广告

⟫ 用于

· 脾虚气滞所致的胃痛，症见胃脘不舒　·胀满疼痛
· 嗳气食少　·慢性萎缩性胃炎见上述证候者。

【成份】炙黄芪、党参、陈皮、香附、白芍、山药、乌梅、甘草。

【禁忌】本品不宜与含有藜芦、海藻、京大戟、红大戟、甘遂、芫花成份的中成药同用。

【不良反应】应用本品时可能出现腹泻、恶心、呕吐、腹痛、皮疹、瘙痒等不良反应。

请按药品说明书或者在药师指导下购买和使用

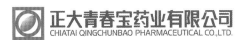

正大青春宝药业有限公司
CHIATAI QINGCHUNBAO PHARMACEUTICAL CO.,LTD.